Anneli Newill · Bilharziose oder Schistosomiasis?

ACTA BIOHISTORICA

Schriften aus dem Museum und Forschungsarchiv
für die Geschichte der Biologie

12

Herausgegeben von
Armin Geus, Ekkehard Höxtermann und Katharina Schmidt-Loske

Anneli Newill

Bilharziose oder Schistosomiasis?

Geschichte, Epidemiologie und Pathologie
einer Tropenkrankheit

Basilisken-Presse
Rangsdorf 2010

Der Druck des vorliegenden Bandes wurde durch die Fritz Thyssen Stiftung gefördert.

Die Deutsche Bibliothek – CIP-Einheitsaufnahme

Ein Titeldatensatz für diese Publikation ist bei Der Deutschen Bibliothek erhältlich

Satz: ASKU-MEDIA, Bad Nauheim

Druck und Herstellung:
Danuvia Druckhaus Neuburg GmbH,
Neuburg an der Donau

Copyright 2010 by Basilisken-Presse
im Verlag Natur & Text in Brandenburg GmbH
Friedensallee 21 · 15834 Rangsdorf
Tel.: 03 37 08 - 2 04 31 · Fax 03 37 08 - 2 04 33
www.basilisken-presse.de

Printed in Bundesrepublik Deutschland

ISBN 978-3-941365-02-5

Für Beatrix Brandi-Dohrn,
die mich auf die Spur von Anton Dohrn gebracht hat.

Vorwort

Vor 100 Jahren starb der Zoologe ANTON DOHRN (1840–1909), Begründer der ersten meeresbiologischen Station in Neapel. Hier wurden auch in großem Umfang die niederen Tiere einschließlich der Würmer erforscht. Familiäre Verbindungen zu dieser heute noch internationalen Einrichtung und eigene parasitologische Interessen haben mich in den letzten Jahren nach Neapel geführt. Dabei wurde mir unter der wegweisenden Hand von Frau Professor Dr. IRMGARD MÜLLER, die sich mit einer Arbeit über die Geschichte der Stazione Zoologica habilitiert hatte, die frühere Bedeutung als »permanenter Zoologenkongress« (THEODOR BOVERI) vermittelt. Für die Biologie im ausgehenden 19. Jahrhundert und die Verbreitung der Darwinschen Lehre wurde sie wichtiges Forschungszentrum. Dieser historische Aspekt der Forschung und eigene Erfahrungen als *Ärztin für die Dritte Welt* mit Parasitenerkrankungen in den Tropen brachten mich auf den Gedanken, die seit einhundertfünfzig Jahren bekannte Bilharziose, heute international als Schistsomiasis bezeichnet, unter historischen wie auch aktuellen Gesichtspunkten zusammenhängend darzustellen. So galt es einerseits, die spannende Entdeckungsgeschichte dieser Wurmerkrankung nachzuzeichnen, die es meines Wissens in deutscher Sprache so detailliert noch nicht gibt; andererseits war mir die *Schistosomiasis japonica* mehrfach bei längeren Einsätzen im Zeitraum von 2003 bis 2007 auf der philippinischen Insel Mindanao häufig und sehr eindrücklich begegnet: als Katayama-Fieber, als Dysenterie, vor allem aber als chronische Leberfibrose und Neuroschistosomiasis.

Die Erforschung dieses in den Tropen weit verbreiteten Pärchenegels beginnt mit dessen Entdeckung in Ägypten im Jahre 1851. Die schwierige Aufklärung seines Lebenszyklus gleicht einem Mosaik, das sich aus jahrzehntelangem Suchen, Beobachten und Tierversuchen aller Art auf verschiedenen Kontinenten zusammensetzt, bis sich endlich alle Bausteine zu der seit längerem bekannten Sicht des

Krankheitsgeschehens zusammenfügten. Durch das Zitieren von Originalberichten werden, so hoffe ich, einerseits die Entdeckerfreuden und auch die Enttäuschungen auf diesem Wege deutlich, sowie andererseits die frühen pathoanatomischen Beschreibungen als »Meisterwerke der Wissenschaft«. Es waren Ärzte und Zoologen, die sich mit dem uralten Phänomen der Wurmerkrankungen bei Mensch und Tier intensiv beschäftigten, um auch hier einem unbekannten Entwicklungszyklus auf die Spur zu kommen, und die nach einer Prävention und Therapie suchten. Die Benennung der Krankheit mit den beiden Begriffen Bilharziose und Schistosomiasis hat historische Gründe und wird nachfolgend näher erläutert.

Erst im 20. Jahrhundert entdeckte man, dass die Bilharziose beziehungsweise Schistosomiasis bereits Jahrtausende vor unserer Zeit existierte. Wurmeier wurden in ca. 3000 Jahre alten ägyptischen Mumien gefunden[1], noch ältere Exemplare in einer chinesischen Toten, die vor ca. 5000 Jahre bestattet wurde[2]. Damit sind auch schon die frühen Verbreitungsgebiete benannt: der afrikanische Kontinent und Ostasien; später kamen andere Gebiete in der Neuen Welt hinzu. HERODOT (um 484–425 v. Chr.)[3] beschreibt in Ägypten »menstruierende Männer« und damit das Kardinalsymptom der Blasenbilharziose, nämlich die Hämaturie. Mit dem Sklavenhandel breitete sich die Krankheit vermehrt in der arabischen Welt aus und gelangte auch nach Südamerika. Über chinesische Angaben aus der Frühzeit verfüge ich nicht. In Japan war die asiatische oder »oriental« Schistosmiasis als Katayamakrankheit ebenfalls seit Jahrhunderten bekannt.

---

1 RUFFER (1910)
2 JORDAN (2000)
3 Griechischer Geschichtsschreiber, machte ausgedehnte Reisen in Kleinasien, Thrakien und Makedonien sowie Ägypten, Nordafrika, Unteritalien und Sizilien. Auf seinen Reisen sammelte er Material für sein 9 Bücher umfassendes Geschichtswerk »Historíes apódexis«

Auch heute breitet sich die Schistosmiasis weiter aus und steht, abgesehen von der Gruppe der »soil transmitted Helminthiasis«, an erster Stelle unter den sechs häufigsten sogenannten »Neglected Tropical Diseases«, vor der Lymphatischen Filariasis, dem zur Erblindung führenden Trachom, der Onchocerciasis, der Chagas-Krankheit und der Leishmaniasis.[4]

Mit *Praziquantel* steht für alle Formen der Erkrankung ein gutes orales und preswertes Medikament zur Verfügung, sodass es anscheinend nicht mehr allzuviel zu erforschen gilt. Aber wahrscheinlich muß auch hier in Zukunft mit Resistenzen gerechnet werden[5].

In jüngster Zeit eröffnen sich jedoch neue Therapiemöglichkeiten, denn in diesem Jahr gelang einer chinesischen und einer amerikanischen Forschergruppe die Entschlüsselung der Genome von *Schistosoma japonicum* und *Schistosoma mansoni*, die gleichzeitig im Juli 2009 veröffentlicht wurde.[6] Die Forschung erhofft sich davon neue therapeutische Strategien, mit denen genabhängige Stoffwechselwege des Pärchenegels schadlos für den Menschen unterbrochen werden können. Immerhin sind über 600 Millionen Menschen weltweit von der Infektion bedroht, geschätzte 200 Millionen infiziert mit über 200.000 Todesfällen jährlich allein im subsaharischen Afrika.[7]

Auch darum scheint es mir gerechtfertigt, die Aufmerksamkeit noch einmal auf die Parasitenerkrankung zu lenken. Dabei denke ich besonders an meine Kollegen vom *Komitee Ärzte für die Dritte Welt*.

---

4 WHO Internet: http://www.who.int/neglected_diseases/faq/en/index6.html (15.01.2009)
5 LEA (2008).
6 Vgl. DEUTSCHES ÄRZTEBLATT 16. Juli 2009; – vgl. auch BERRIMAN, HAAS, LOVERDE et al. (2009); – SCHISTOSOMA JAPONICUM GENOME […] CONSORTIUM (2009)
7 LEA (2008)

Frau Professor Dr. IRMGARD MÜLLER (Ruhr-Universität Bochum) möchte ich für ihre ermutigende und unermüdliche Hilfe bei der Literaturrecherche ganz besonders danken. Unsere intensive Zusammenarbeit im Rahmen des historischen Teiles dieser Arbeit und ihre Mühe um ein sorgfältiges Literaturverzeichnis haben meine Dankbarkeit ihr gegenüber und unsere Freundschaft vertieft.

Den Universitätsarchiven in Düsseldorf und Mainz danke ich für die Einsicht, die sie mir freundlicherweise und unbürokratisch in den Nachlass von THEODOR BILHARZ (1825–1862) gewährten, ebenso dem Düsseldorfer Archiv für die Genehmigung des Abdrucks der wichtigen Originalzeichnung von BILHARZ.

Herrn Privatdozent Dr. JOACHIM RICHTER, Leiter der Tropenmedizinischen Ambulanz an den Düsseldorfer Universitätskliniken und Spezialist auf dem Gebiet der Bilharziose, danke ich für den Stimulus, seine wertvollen Hinweise zu meiner ärztlichen Tätigkeit mit Schistosomiasis-Patienten auf den Philippinen und seine Literatur zum aktuellen Teil der vorliegenden Veröffentlichung.

Der FRITZ THYSSEN STIFTUNG, ganz besonders Herrn Dr. FRANK SUDER, danke ich für die großzügige Übernahme der Druckkosten. Herrn Professor Dr. ARMIN GEUS vom Verlag Basilisken-Presse bin ich zu Dank verpflichtet für konstruktive Gespräche, Korrekturvorschläge und die sorgfältige Ausstattung des Buches.

ANNELI NEWILL

Düsseldorf im November 2009

Inhaltsverzeichnis

Teil I – Die Entdeckungsgeschichte der Bilharzia
1. Einführung in die Parasitologie der Bilharziose   13
2. Der Entdecker   16
3. Das helminthologische Wissen in der ersten Hälfte des 19. Jahrhunderts   20
4. Die Reise nach Ägypten   27
5. Die Entdeckung des Pärchenegels   33
6. Die klinische Relevanz   40
7. Die wissenschaftliche Leistung von THEODOR BILHARZ   53
8. Von der *Bilharzia* zum *Schistosoma*   55
9. Japan: »Oriental Schistosomiasis«   57
10. Ägypten und Schwarzafrika   65
11. Frankreich und Ägypten   74
12. England und Ägypten   84
13. Brasilien   91
14. Ostasien und Ägypten   92

Teil II – Bilharziose – Schistosomiasis heute
1. Der Parasit   99
2. Der Lebenszyklus   100
3. Zur Immunologie und Pathophysiologie   104
4. Klinik und Pathologie der Schistosomiasis   107
    I. Akutes Invasionsstadium   107
       Cercariendermatitis   107
       Katayamafieber   107
    II. Chronische Infektion   108
       Blasenbilharziose   109
       Genitalbilharziose   109
       Intestinale Bilharziose   109
       Hepatolienale Bilharziose   110

    Ektopische Bilharziose   111
    Neuroschistosomiasis   112
    Interaktion mit anderen Erregern   113
5. Diagnostik der Bilharziose   115
6. Therapie der Bilharziose   120
7. Zur Prävalenz und Epidemiologie   123

Teil III – Eigene Beobachtungen auf den Philippinen
1. Schistosomiasis in Valencia auf Mindanao   127
2. Zur Epilepsie in Valencia   134
3. Falldarstellung eines Patienten mit Neuroschistosomiasis   137
4. Literaturbesprechung zur Neuroschistosomiasis   145

Teil IV – Zusammenfassung und Ausblick   153

Teil V – Anhang
  I. Der Zwischenwirt   157
    1. Allgemeines zur Anatomie und Lebensweise der Schnecken   157
    2. *Oncomelania hupensis*: Zwischenwirt für *S. japonicum*   160
    3. *Biomphalaria*: Zwischenwirt für *S. mansoni*   162
    4. *Bulinus*: Zwischenwirt für *S. haematobium*   163
    5. *Neotricula aperta*: Zwischenwirt für *S. mekongi*   163
    6. Interaktion zwischen Schnecke und Parasitenlarve   164
    7. Cercarienausschüttung   166
 II. Algorithm in the Diagnosis and Treatment of Schistosomiasis   169
III. Nationales Therapieschema auf den Philippinen   170

Teil VI – Literaturverzeichnis   171

Teil VII – Verzeichnis der Abbildungen   185

Teil VIII – Personenregister   189

Teil I
Die Entdeckungsgeschichte der Bilharzia

1. Einführung in die Parasitologie der Bilharziose

Der Erreger
In der Fachliteratur wird bei der Bilharziose oft von Schistosomiasis gesprochen, auch die Begriffe Bilharziasis oder Bilharzia sind gebräuchlich. Es handelt sich um eine Wurmerkrankung, die von Trematoden beziehungsweise Saugwürmern hervorgerufen wird, die sogenannten Pärchenegel. Drei humanpathogene Formen spielen dabei die Hauptrolle:
1. *Schistosoma haematobium* als Erreger der urogenitalen Bilharziose
2. *Schistosoma mansoni* vorwiegend als Erreger der Bilharziose des Darmes, der Leber und des Zentralnervensystems (Neuroschistosomiasis)
3. *Schistosoma japonicum*, das vor allem hepatolienale und intestinale Schäden, aber auch die Neuroschistsomiasis verursacht.

Es gibt noch weitere Schistosomen, wie *S. intercalatum* und *S. mekongi*, die den Menschen befallen; sie sind aber auf kleinere Gebiete beschränkt. *S. intercalatum* führt zu milderen Darm- und Leberreaktionen; der Befall mit *S. mekongi* ist vergleichbar mit den durch *S. japonicum* ausgelösten Krankheitsfolgen. Rein tierpathogene Schistosomen verirren sich seltener in den Menschen und können dort nicht überleben.

Der Entwicklungszyklus
Zunächst sollen der Entwicklungszyklus der Schistosomen und die damit verbundenen wichtigen Begriffe dargestellt werden, damit dessen schwierige Entdeckungsgeschichte verständlicher wird.

Die Pärchenegel leben in enger Umschlingung im venösen menschlichen Gefäßsystem: in den Mesenterialvenen, dem venösen

Blasenplexus und Genitalgefäßen sowie in der Pfortader. Bei Dauerkopulation werden von den Weibchen ständig befruchtete Eier abgelegt, die durch das umgebende Gewebe in die Blase oder das Darmlumen gelangen, um anschließend ausgeschieden zu werden. Erreicht das Wurmei wärmeres Süßwasser, schlüpft die in der Eikapsel befindliche Wimperlarve, das sogenannte Miracidium. Sofort sucht die Larve mit lebhaften Schwimmbewegungen eine Schnecke als Zwischenwirt auf, dringt in sie ein und entwickelt dort auf ungeschlechtlichem Wege eine Sporocyste und Tochtersporocysten. Sie setzen zahlreiche Gabelschwanz-Cercarien frei, die das Schneckengewebe verlassen, um im Wasser perkutan in den Körper ihrer Endwirte, d. h. Menschen oder andere Wirbeltiere, einzudringen. Nach Abwerfen des Schwanzes werden sie dort, im Endwirt, zum Schistosomulum, kommen über das Kreislaufsystem in die Pfortader, wo sie zu adulten männlichen und weiblichen Würmern heranreifen. Sie paaren sich, indem das Männchen mit seinem Körper um das Weibchen einen röhrenförmigen, umklammernden Mantel bildet, und suchen, je nach Art, ihre speziellen venösen Gebiete auf und beginnen mit der Eiablage. Damit ist der Zyklus geschlossen. (vgl. Abb. 1)

Die Krankheitssymptome entwickeln sich als Folge der zahllosen Wurmeier, die nicht ins Freie gelangen, sondern in Geweben stecken bleiben und dort entzündliche Veränderungen auslösen: Blasen- und Genitalbilharziosen, dysenterische Darmbilharziosen, Leberschistosomiasis oder, vom Blutstrom in andere Gebiete verschwemmt, die ektopische Bilharziose wie z. B. die Neuroschistosomiasis oder auch den Befall der Lunge. Adulte Würmer selbst verursachen kaum Krankheitssymptome.

Charakteristisch für die einzelnen Arten ist die Form ihrer Eier, die einen endständigen Stachel, einen seitlich abstehenden oder in Form eines lateralen Knöpfchens tragen, woran sie bei mikroskopischer Untersuchung gut zu erkennen sind. Jede Schistosomenart bedarf einer spezifischen Schneckenart als Zwischenwirt, sodass das Auftreten

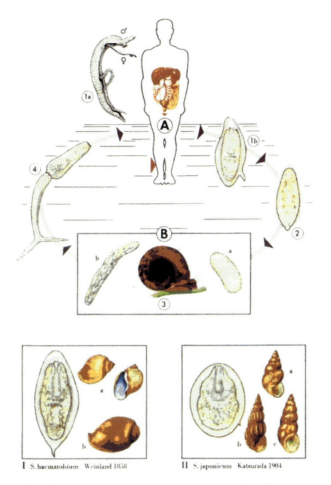

Abb. 1 Lebenszyklus der Schistosomen. A = Endwirt: 1a = Adultes Wurmpaar; 1b = Schistosomenei (*S. mansoni*); 2 = Miracidium; B= Zwischenwirt: 3 = *Biomphalaria spp.*-Schnecke (Sporozysten der 1. und 2. Generation); 4 = Zerkarie (Gabelschwanzlarve). Aus: Joachim Richter: Evaluierung neuer Methoden, insbesondere der Sonographie, zur Diagnose und Verlaufsbeurteilung der Trematodeninfektionen Bilharziose und Fasziolose«, Habilitationsschrift, Düsseldorf 2003.

der Erkrankung auch an das Vorkommen entsprechender Schnecken gebunden ist.

2. Der Entdecker

Wer war dieser junge Mann, der mit 25 Jahren auf die Einladung seines internistischen Lehrers, Prof. Dr. WILHELM GRIESINGER (1817–1868)[8], ihn nach Ägypten zu begleiten, jubelnd reagierte: »Das ist einmal eine Nachricht! Ich zittere vor Aufregung und heute Nacht schloß ich kein Auge. Alle Wünsche auf einen Schlag erfüllt! Nur das Maul aufgemacht und die gebratene Taube ist da. Es ist zum wahnsinnig werden.« Dies schrieb er 1850 an seine Eltern, um kurz darauf in den Orient zu reisen, nachdem er gerade noch rechtzeitig zum Dr. med. promoviert worden war.[9]

Es war THEODOR MAXIMILIAN BILHARZ, der in Sigmaringen am 23. März 1825 als ältestes von neun Kindern zur Welt kam und in einem wohlbehüteten, tiefreligiösen Elternhaus aufwuchs. Mit dem Wunsch, Naturforscher zu werden, nahm er in Freiburg das Studium der Medizin auf, nachdem er schon als Jugendlicher mit Pflanzen-, Insekten- und anderen Naturaliensammlungen seinen Interessen nachgegangen war. Vermutlich haben ihn auch die seinerzeit kursierenden Reiseberichte ALEXANDER VON HUMBOLDTS (1769–1859)[10] beeindruckt; es war die Zeit der großen Forschungsreisen, auch nach Afrika, und NAPOLEON BONAPARTE (1769–1821) war Anfang des Jahrhunderts aus dem sagenumwobenen Ägypten zurückgekehrt. Schon der junge BILHARZ plante insgeheim, eines Tages in Mexiko sein Leben der Forschung zu widmen.[11]

---

8   Internist, Pathologe und Psychiater in Tübingen und Berlin, von 1850–1852 Direktor der Medizinschule in Kairo
9   SENN (1931), S. 21
10 ALEXANDER FREIHERR VON HUMBOLDT, Naturforscher, Forschungsreisender, Geograph und Kosmograph; 1799–1804 Südamerikareise, 1829 Reise durch Rußland; bis 1827 in Paris, dann in Berlin tätig
11 SENN (1931), S. 192; – zur Biographie von THEODOR BILHARZ vgl. auch ALTHOFF (1980); – ECKER (1862); – [Nachruf, anonym] (1862); – FRANZ PACHA (1896); – SCHADEWALDT (1960, 1970)

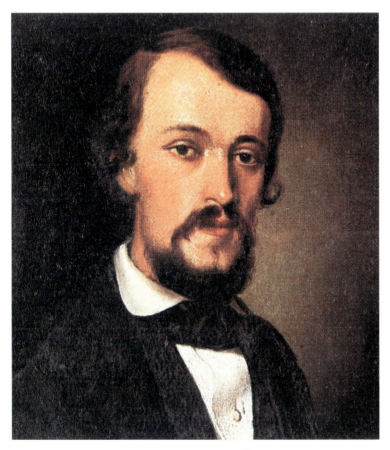

Abb. 2 THEODOR BILHARZ. Nach einem anonymen, in Ägypten entstandenen Gemälde aus dem Jahre 1851. Aus Lothar Reinbacher, o. J.

Eine naturwissenschaftliche Forscherlaufbahn konnte man damals nur über das Studium der Medizin beginnen, denn Fächer wie Zoologie, Botanik, Chemie und Mineralogie einschließlich vorbereitender Pflichtvorlesungen in Philosophie waren in das Studium der Medizin integriert. In Freiburg war es insbesondere der Anatom FRIEDRICH ARNOLD (1803–1890)[12], den BILHARZ tief verehrte und der »in

---

12   Anatom und Physiologe in Zürich, Freiburg i. Br., Tübingen und Heidelberg

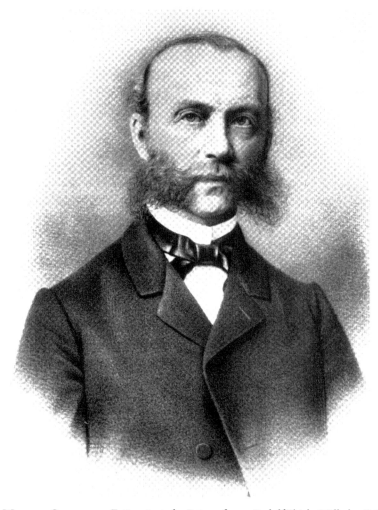

Abb. 3 Wilhelm Griesinger. Zeitgenössische Fotografie aus Rudolf Thiele: Wilhelm Griesinger. In: Grosse Nervenärtze, hrsg. von Kurt Kolle, Stuttgart 1970. Bd. 1, 115–127.

ihm das Grubenlicht der anatomischen Forschung angezündet« habe.[13] Ihm folgte er nach Tübingen und gewann dort 1847 eine Preisaufgabe über die Kenntnisse des Blutes wirbelloser Tiere. Von dem Preisgeld

---

13   Widmung in Th. Bilharz (1857)

kaufte er sich sein erstes eigenes Mikroskop. Damit entdeckte er vier Jahre später in Ägypten das berühmte *Distomum haematobium*: eine neue Trematodenart, heute *Bilharzia* oder *Schistosoma haematobium* genannt, die er in der Pfortader eines Verstorbenen fand. In Tübingen lernte er damals auch seinen klinischen Lehrer GRIESINGER kennen (Abb. 2 und 3). Da BILHARZ aber lieber in der Naturforschung als in der kurativen Medizin tätig sein wollte, ging er nach dem Staatsexamen 1849 zurück an die Universität Freiburg, um sich bei dem berühmten Zoologen CARL THEODOR ERNST VON SIEBOLD (1804–1885)[14] mit der Anatomie der Wirbellosen zu beschäftigen (Abb. 4). Seinen Lebensunterhalt verdiente er als Prosektor in der Pathologie. Hier erlernte er die Sektionspraxis, die für seine späteren Entdeckungen ebenso wichtig war wie das Mikroskop.

Im folgenden Jahr überraschte ihn die Anfrage GRIESINGERS, mit ihm nach Ägypten zu reisen. Der ägyptische Vizekönig suchte einen deutschen Gelehrten, der die Direktion des ägyptischen Medizinalwesens, insbesondere auch das medizinische Unterrichtswesen an der Kairoer Medizinschule Kasr el Aini übernehmen sollte.

Trotz seiner engen Bindungen an die Familie in Sigmaringen, vor allem zu seinem Bruder ALFONS (1836–1925)[15], folgte der als strebsam beschriebene junge Forscher diesem Ruf in die Ferne, er wollte hinaus in die Welt und hatte vielleicht auch gesehen, wie eng das deutsche, in zahlreiche Fürstentümer partikulierte Universitätswesen war und welche Schwierigkeiten ihn mit der Entscheidung für eine wissenschaftliche Laufbahn in Deutschland erwarteten.

---

14 Prof. d. Zoologie und Vergleichenden Anatomie in Erlangen, Freiburg i. Br., Breslau und München
15 Arzt und Philosoph, Direktor des Landesspitals in Sigmaringen

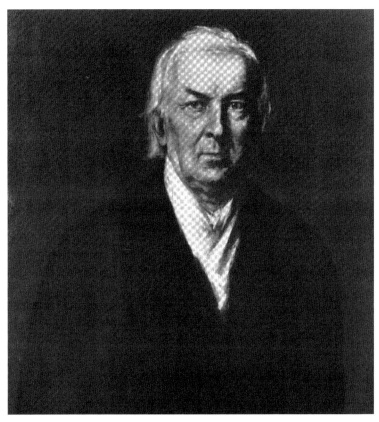

Abb. 4 CARL THEODOR ERNST VON SIEBOLD. Nach einem Gemälde von Franz von Lenbach (1836–1904) aus dem Jahre 1879. Bildarchiv des Biohistoricums, Museum und Forschungsarchiv für die Geschichte der Biologie. Bonn (früher Neuburg an der Donau).

3. Das helminthologische Wissen in der ersten Hälfte des 19. Jahrhunderts

Was wusste man um die Mitte des 19. Jahrhunderts über parasitische Würmer?

Im Gegensatz zu adulten Würmern können Wurmeier mit dem bloßen Auge nicht gesehen werden. Erste Mikroskope gab es seit dem 17. Jahrhundert, waren umständlich zu bedienen und wenig leistungsfähig, sodass sich viele Forscher und auch interessierte Laien, darunter

Pfarrer, Juristen, Lehrer, oft mit Lupen begnügten. ANTONY VAN LEEUWENHOEK (1632–1723)[16] entdeckte mit seinem einfachen Mikroskop eine »unglaubliche Masse von kleinen Kügelchen«, die von Bandwurmgliedern ausgeschieden würden und kaum größer als rote Blutkörperchen seien.[17] Er beschreibt sie, ohne sie aber als Wurmeier zu erkennen. Sogar nach der Entdeckung verschiedener Wurmeier blieb die Herkunft der Würmer lange umstritten: die aristotelische Anschauung, dass die Eingeweidewürmer aus verdorbenen Säften durch Urzeugung, einer *Generatio spontanea* entstehen, wurde auch im 19. Jahrhundert noch lange vertreten.

Im 18. Jahrhundert beabsichtigte CARL VON LINNÉ (1707–1778)[18] mit dem *Systema naturae* alle bekannten Lebewesen systematisch zu ordnen; auch die Würmer hatte er zu einer eigenen Gruppe zusammengefasst. Darin zählte er sechs Arten auf, die den Menschen befallen: Medinawurm, *Ascaris vermicularis*, *Ascaris lumbricoides*, *Fasciola hepatica*, *Taenia solium* und *Taenia lata*. Um 1820 waren indessen fast 1000 Wurmarten bei Menschen und Tieren bekannt.[19] Mit sichtlicher Begeisterung schrieb beispielsweise der dänische Naturforscher OTTO FREDERIK MÜLLER (1730–1784)[20], dass er in Quedlinburg im Hause seines Kollegen JOHANN AUGUST EPHRAIM GOEZE (1731–1793) »ein paar paradiesische Tage beim Durchsuchen von Eingeweiden nach Würmern verlebt habe«. Dazu bemerkte CARL ERNST V. BAER (1792–1876)[21] fünfzig Jahre später: »Wie vielseitig ist doch das Paradies!« (1827)[22]

---

16   Holländischer Naturforscher, Begründer der mikroskopischen Technik
17   ANTONY VAN LEEUWENHOEK: Brief vom 24. 1. 1694 »an die Mitglieder der Königlichen Gesellschaft zu London«. In: K. MEYER (1998), S. 420
18   Prof. der Anatomie, Medizin und Botanik in Upsala, Begründer der biologischen Systematik und binären Nomenklatur für Arten
19   GROVE (1990), S. 4
20   Dänischer Hofmeister, Kanzleirat und Naturforscher in Kopenhagen
21   Vergleichender Anatom, Zoologe und Anthropologe in Köngsberg, St. Petersburg und Dorpat
22   ENIGK (1986), S. 28

Als man mit Lupen und Mikroskopen auch stehende Gewässer, Bäche und Aufgüsse zu untersuchen begann, wurden zahllose Infusorien entdeckt, unter denen der genannte OTTO FREDERIK MÜLLER Cercarien fand, die er für eine Art einzelliger Wassertierchen hielt.[23] Den Namen *Cercaria* hatte der Engländer JOHN HILL (1714–1775) 1752 geprägt, nachdem er, wie der Holländer JAN SWAMMERDAM (1637–1680)[24], aus einer Schnecke »kaulquappenartige Tiere« schwärmen sah.[25] Der Begriff *Cercarie* leitet sich von dem griechischen Wort Kerkos, das heißt Schwanz, ab[26]. Der Helminthologe FRIEDRICH HEINRICH CREPLIN (1788- 1863)[27] beobachtete im Jahr 1837 Wimperlarven, die aus den Eiern des Fischbandwurmes schlüpften, aber so ganz anders aussahen als ihre »Eltern«[28]. Wie war so etwas möglich?.

Nicht lange zuvor hatte LUDWIG HEINRICH BOJANUS (1776–1827)[29] bei Schneckensektionen bewegliche Cercarien gefunden, die sich in kleinen gelblichen Säckchen befanden; er nannte sie »königsgelbe Würmer«, meinte aber, dass sie in der Schnecke durch Urzeugung entstehen und eine eigene Art seien.[30] Der Jenaer Professor LORENZ OKEN (1779–1851)[31], Begründer der Gesellschaft Deutscher Naturforscher und Ärzte (1822), meinte dazu: »Man möchte wetten, dass die Cercarien Embryonen von Distomen sind, nur wollen die Augen nicht pas-

---

23   MÜLLER (1786), S. 119–139, Taf. XVIII; – GROVE (1990), S. 42; – ENIGK (1986), S. 86
24   SWAMMERDAM (1758), S. 75f , Taf. IX, Fig. VII und VIII; Arzt und Insektenforscher in Amsterdam
25   ENIGK (1986), S. 85
26   HENTSCHEL, WAGNER (1976), S. 137
27   Arzt und Naturforscher in Greifswald, einer der hervorragendsten Helminthologen seiner Zeit
28   ENIGK (1986), S. 89
29   Nach der Promotion zum Dr. med. (1797) praktischer Arzt in Darmstadt; 1804–1824 o. Prof. der Tierheilkunde und Leiter der Tierklinik an der Universität Wilna
30   ENIGK (1986), S. 48, 86
31   LORENZ OKEN, eigentlich OKENFUSS, Naturforscher und Naturphilosoph in Jena, München und Zürich

sen.«³² Diese sogenannten *königsgelben Würmer* oder *Ammen*, die als schlauchartiges Gebilde die Cercarien beherbergen, wurden 1837 von einem Italiener *Redien* genannt, zu Ehren des italienischen Forschers FRANCESCO REDI (1626–1697)³³, der wegen seiner Beschreibungen und Zeichnungen der Hautparasiten berühmt war. Cercarien wurden aber ebenso wie die Redien noch als eigene Tierart angesehen.

Dann trat 1842 der Däne JOHANN JAPETUS SMITH STEENSTRUP (1813–1897)³⁴ mit der Beobachtung des Generationswechsels an die Öffentlichkeit: er beschrieb Wimperlarven, Redien und Cercarien als aufeinanderfolgende Larvenformen des Leberegels, und somit erstmals als zu einer einzigen Species gehörige Formen, die metamorphosenhafte Veränderungen durchmachen. Er nennt dies Generationswechsel in Anlehnung an ADALBERT VON CHAMISSO (1781–1838)³⁵, den Dichter des Peter Schlehmil, der auf einer Weltumseglung (1815–1818) beobachtet hatte, dass sich bei den Salpen geschlechtliche und ungeschlechtliche Generationen abwechseln.³⁶ STEENSTRUP sah aus den Eiern des Leberegels schlüpfende Wimperlarven, die sich merkwürdigerweise ungeschlechtlich in Schnecken zunächst in Redien und dann zu Cercarien vermehrten, wo sie, so glaubte er, zu adulten Würmern heranwachsen; bei encystierten Cercarien in Schnecken hatte er eine Ähnlichkeit mit adulten Leberegeln festgestellt.³⁷ Der Leberegel ist ein Saugwurm, der auch den Menschen befällt, aber vor allem bei Schafen verheerende Epidemien verursacht, sodass ein vitales Interesse an seiner Erforschung bestand.

---

32 ENIGK (1986), S. 87
33 Arzt und Parasitologe in Pisa und Florenz
34 Prof. der Zoologie und Direktor des Naturhistorischen Museums in Kopenhagen
35 Dichter und Naturforscher; begleitete die unter Leitung des Kapitäns OTTO VON KOTZEBUE (1787–1846) 1815–1818 durchgeführte Weltumseglung; ab 1819 Kustos am Botanischen Garten in Berlin
36 GEUS (1972)
37 ENIGK (1986), S. 89 ff

In dem 1844 erschienen Werk zur Physiologie und physiologischen Pathologie von Rudolph Wagner (1805–1864)[38] beschreibt Bilharz' Lehrer Siebold im Kapitel über Trematoden ausführlich den Bau der Cercarien, die sich im Parenchym von Schnecken in sogenannten Cercarienschläuchen entwickeln, aus denen sich die Cercarien befreien: »Sie arbeiten sich alsdann mitten durch das Parenchym der Mollusken hindurch und gelangen so bei den Wassermollusken in das freie Wasser, in welchem sie sich durch äußerst lebhafte Bewegungen ihres Schwanzes geschickt umherschleudern und schwebend erhalten. In diesem Element ist aber nicht ihres Bleibens, es dient denselben bloß als Durchgang, um auf andere von den Mollusken ganz verschiedene Wohnthiere hinüberzugelangen […]. Viele dieser Cercarien wandern in Wasserinsecten ein, indem sie mit ihren Saugorganen auf der Körperoberfläche derselben solange umherkriechen, bis sie eine aus weicher Masse bestehende Hautstelle gefunden, durch welche sie sich, mit dem Kopfende voran, unter Zurücklassung ihres Schwanzes, in die Leibeshöhle der Insecten hineinarbeiten.«[39] Erinnert dies nicht schon an das Eindringen der Bilharzia-Cercarien in die menschliche Haut? Im Insekt encystierten sich die Cercarien, bis sie von einem Endwirt (Vögel, Amphibien) aufgenommen werden und so in dessen Darm gelangen; erst dort findet nach Siebold die Reifung zu adulten Würmern statt, die sich alsdann geschlechtlich vermehren. Über die Herkunft der Cercarienschläuche in den Schnecken spekuliert der Verfasser ganz richtig am Beispiel des Trematoden *Monostomum mutabile,* dass er »lebendige Junge« zur Welt bringe: « Diese haben eine cylindrische Gestalt und schwimmen nach Art der Infusorien mit einem Flimmerepithel geschickt im Wasser umher […]. Bedenkt man nun, wie leicht es der Brut von *Monostomum mutabile* gelingen kann, aus den Luftwegen der genannten Sumpf- und Wasservögel in

---

38 Prof. für Vergleichende Anatomie und Zoologie sowie Tierheilkunde in Erlangen; ab 1840 Prof. für Physiologie, Vergleichende Anatomie und Zoologie in Göttingen
39 Vgl. Siebold (1844)

das freie Wasser auszuwandern, und von da in Wasserschnecken hinüber zuschlüpfen, wo ihre infusorienartige Hülle abstirbt, sich auflößt und der eingeschlossene Schlauch abgesetzt wird, so hat man einen Schlüssel, der uns das Räthsel über die Abstammung der Cercarienschläuche löst, ohne dass wir nöthig haben, die Urzeugung um ihren Beistand anzusprechen.«[40]

Hier war also schon 1844 der Entwurf des Lebenszyklus eines Trematoden, der in Vögeln parasitiert, über Zwischenwirte, erst die Schnecke, dann ein Wasserinsekt, in wichtigen Schritten von SIEBOLD zutreffend vermutet und beschrieben worden.[41]

Andere wiederum nahmen an, dass aus Cercarien innerhalb einer Wasserschnecke geschlechtsreife Würmer heranwachsen, oder sie vertraten die Urzeugungstheorie.

SIEBOLD schrieb 1854 über die »Entstehung der Eingeweidewürmer«, dass er »viele Cercarien auf ihrer Wanderschaft ertappt und belauscht habe«, außerdem schildert er das Eindringen und den Encystierungsprozess der Cercarien in Wasserinsekten. Dabei »unterstellt« er den Cercarien einen ausgesprochenen Einwanderungs- und Encystierungsdrang und schließt sich dem von STEENSTRUP postulierten Generationswechsel an: bei *Monostomum und Distomum* entsteht aus der geschlechtlich erzeugten Brut, den Wimperlarven, in den Schnecken der Cercarienschlauch als »Amme«, in der sich ungeschlechtlich viele Cercarien entwickeln. Dieser Generationswechsel diene dazu, durch eine außerordentliche Vervielfältigung der Nachkommen die Fortpflanzung zu sichern.[42] Zur Bestätigung des Generationswechsels erklärt er: »Die Cercarien sind nichts anderes als junge geschlechtslose Saugwürmer, denen der Trieb eigen ist, aus niederen Thieren, in denen sie erzeugt wurden, in höhere Thiere überzuwandern, um hier fortpflanzungsfähig zu werden. Sollen nun die in Wassermollusken

---

40 Vgl. SIEBOLD (1844)
41 SIEBOLD (1854), S. 22 ff
42 SIEBOLD (1854), S. 24

erzeugten Cercarien im Darm irgend eines Insecten fressenden Säugethiers oder Vogels ihre Geschlechtsreife erhalten, so werden sie auf keine andere Weise dahin gelangen können, als dadurch, dass sie in die im Wasser lebenden Insectenlarven einwandern, sich hier einkapseln und so abwarten, ob ihr neues Wohnthier […] von irgend einem Insecten fressenden Wirbelthiere als Nahrung verschluckt wird.«[43]

Damit hatte Siebold den Generationswechsel der Trematoden mit einem doppelten Wirtswechsel vollständig aufgeklärt und nachgewiesen, dass die Reifung zu adulten Würmern erst im Wirbeltierorganismus erfolgt.

Aber schon 1850 war Bilharz nach Ägypten aufgebrochen, und ob er Steenstrups Arbeiten oder Siebolds wichtige Vermutungen und Beobachtungen kannte, dass manche Trematoden bestimmte Schnecken als Zwischenwirt aufsuchen, geht aus seinen Publikationen nicht hervor. Man darf jedoch annehmen, dass sich Bilharz vor seiner Abreise die wichtigsten Kenntnisse angeeignet hatte: die Anatomie der Trematoden (Saugwürmer), Taenien (Bandwürmer) und Nematoden (Fadenwürmer) war ihm vertraut. Auch Cercarien sind ihm bekannt gewesen, aber er sagte nichts über Miracidien, da dieser Begriff erst später gebräuchlich wurde.[44] Zu den bis dahin bekannten Trematodenarten sei erwähnt, dass sie alle Hermaphroditen sind, ausgestattet mit männlichen und weiblichen Geschlechtsorganen. Der Name Saugwürmer oder Egel bezieht sich auf die Saugnäpfe, mit denen sie sich festsaugen können. Ein Distomum hat zwei Saugnäpfe, einen Mund- und einen Bauchsaugnapf; ein Monostomum hingegen nur einen Mundsaugnapf.

---

43 Siebold (1854), S. 26
44 Der Ausdruck *Miracidium* für die Wimperlarve wurde erst 1883 von dem Zoologen und Mediziner M.G. Braun (1850–1930) geprägt und leitet sich von dem griechischen Wort *meirakideon* ab, das *kleiner Knabe* bedeutet; vgl. Hentschel, Wagner (1976), S. 302

Dass alle Gewebe aus Zellen bestehen, war seit der 1839 von MATHIAS JAKOB SCHLEIDEN (1804–1881)[45] und THEODOR SCHWANN (1810–1882)[46] begründeten Zellentheorie bekannt. Folglich wurden die männlichen Geschlechtsorgane der Helminthen als Hoden und die weiblichen als Eileiter (Ootyp) und Uterus bezeichnet. Zur mikroskopischen Untersuchung wurden die Würmer behutsam gequetscht und in alkoholischen Lösungen fixiert; später kamen Färbemethoden hinzu.

4. Die Reise nach Ägypten

BILHARZ und GRIESINGER haben gemeinsam am 1. Juni 1850 Wien verlassen, wo sie sich verabredet hatten. Vor Alexandria liegend schreibt BILHARZ am 17. Juni: «Das Ziel ist erreicht! Vor mir leuchtet der herrliche Pharos wie eine riesige Kerze in die warme sternenhelle Nacht.» Es folgt eine ausführliche und begeisterte Beschreibung der bisherigen Seereise auf dem Dampfschiff »Germania«, das wegen des Besuches des ägyptischen Vizekönigs in Alexandria einen Monat auf die Weiterreise warten muss. Schließlich erreichen die beiden Deutschen den Kanal, der sie in einem kleineren Boot nach Kairo bringt: »Und dieser ganze Kanal, das großartigste Werk MEHMET ALIS ist mit den Händen gekratzt worden. Täglich arbeiteten 20000 Felachen, die aus dieser und jener Gegend zusammengekratzt wurden, und in einigen Jahren war der Kanal fertig. MEHMET ALI hatte eine Anzahl Werkzeuge hergeschafft, die aber in kurzer Zeit alle verschwunden waren. Die armen Teufel mussten kratzen und erhielten dafür ein paar Zwiebeln, ein Brot und ein paar Pfennige. So baut man in Ägypten jetzt Kanäle und Paläste, wie einst die Pyramiden […]. Endlich abends ½ 6 Uhr begrüßten wir den alten Wunderstrom. Die Breite des Armes war nicht bedeutend, die Ufer ganz flach, aber mitunter sehr lieblich. Von Zeit zu Zeit ein Dörfchen malerisch zwischen Dattelpalmen versteckt, dann eine dicke Sycomore

---

45 Prof. der Pflanzenanatomie und Pflanzenphysiologie in Berlin und Jena
46 Prof. der Anatomie und Physiologie in Löwen und Lüttich

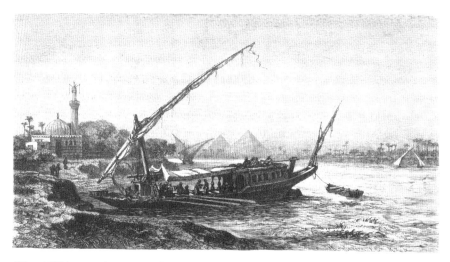

Abb. 5 Nilfähre. Nach einer Zeichnung von Bernhard Fiedler aus dem Jahre 1876. Aus Georg Ebers, 1879, S. 131.

mit breiter, schön geformter weitschattender Krone, dazwischen Züge von Kamelen und buntfarbene Orientalen. Auf dem Strom eine Menge Barken, und an seinen Rändern ganze Herden von Büffeln […]. An beiden Rändern befinden sich eine Menge Wasserräder, durch Ochsen getrieben, die das Land mit Nilwasser versehen […]. Den andern Tag um Mittag erreichten wir den Anfang des Delta. Es wird hier schon seit 6 bis 7 Jahren an einem großen Wehr gebaut, um die Überschwemmungen des Nil noch weiter über das Land ausdehnen zu können. Es wird entweder ein Wunderwerk oder eine große Schwindelei […]. Das Wehr sieht aus wie eine ungeheure steinerne Brücke mit vielen hohen Bogen. Die eine Hälfte sperrt den Arm von Rosette, die andere den von Damiette. Um ½ 4 Uhr traten plötzlich hinter einigen Dattelpalmen die Pyramiden hervor und bald darauf auf der entgegengesetzten Seite die stolze Sarazenenstadt mit ihren Moscheen und Häusern, am Fuße eines bläulichen Höhenzuges und von grünen Alleen und Pflanzungen umgeben. Bald hatten wir Bulak, den Hafen, erreicht und ¼ Stunde später waren wir in Cairo«[47] (s. Abb. 5). Wegen der Bedeutung der Kanäle für die Verbreitung der Blasenbilharziose wurde der Abschnitt ausführlich zitiert.

Was erwartete die beiden Mediziner GRIESINGER und BILHARZ in Kairo? Der berühmt berüchtigte ägyptische Vizekönig des Osmanischen Reiches, MEHMET ALI (1769–1849)[48], der Ägypten mithilfe der Europäer modernisieren ließ, gleichwohl aber ein rücksichtsloser Sklavenhändler gewesen ist, war im Jahr zuvor gestorben. Mit Freundlichkeit und großzügigen Geschenken, wie z. B. lebenden Giraffen, hatte der ehrgeizige Herrscher europäische Fürsten umworben, ließ seine Söhne in Europa studieren, um sein Land »von der Steinzeit in die Moderne zu katapultieren«[49] (s. Abb. 6 und 7). Er liebte die Franzosen besonders und hatte den Chirurgen ANTOINE B. CLOT (1793–1868), genannt »CLOT-BEY«[50], beauftragt, ein Militärhospital und eine Medizinschule zu errichten. MEHMET ALIS Nachfolger bevorzugte die Deutschen und hatte sich an GRIESINGER gewandt. Engländer und Italiener waren ebenfalls im Lande, bald war Ägypten als exotisches Reiseland in aller Munde.

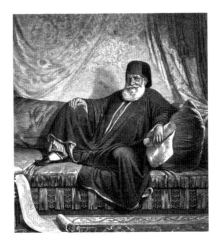

Abb. 6 MEHMET ALI

---

47 BILHARZ Reisebriefe (gedruckt 1925)
48 MOHAMMED ALI PASCHA, von 1805–1848 Vizekönig von Ägypten und osmanischer Pascha.
49 ALLIN (2000), S. 48ff
50 Leibarzt des Vizekönigs von Ägypten, Generalstabsarzt der Armee und Chef des gesamten Medizinalwesens in Kairo

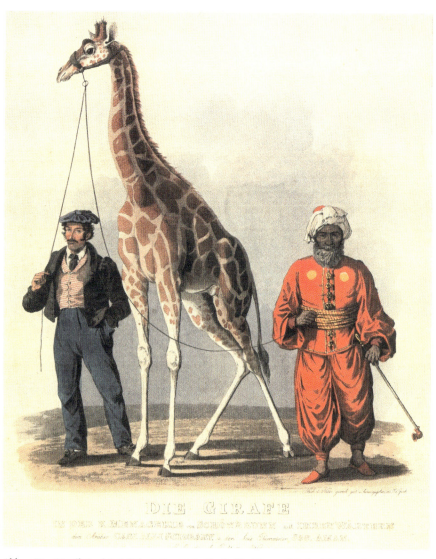

Abb. 7 Die Giraffe im königlichen Garten in Paris. Kreide- und Federlithographie von Henry Gaugain nach einer im Juli 1827 entstandenen Zeichnung von Alphonse Prévost. Sammlung Ingrid Faust, Bingen.

ALFRED BREHM (1829–1884)[51], der Verfasser von Brehms Tierleben, der drei Jahre vor BILHARZ nach Kairo kam und fünf Jahre in Afrika blieb, schildert die Stadt in seinen Reiseerlebnissen: »Luft, Himmel, Sonne, Wärme, Mensch und Tier, Minarett und Kuppel, Moschee und Haus – alles, alles war mir neu. Grade diese Momente sind es, die sich zu dem wunderbaren Ganzen vereinigen. Solch ein Gewimmel, solch ein Geschrei, solch ein Sich-durcheinander-Drängen war mir nicht einmal im Traum vorgekommen […]. Da sieht man Fußgänger und Reiter zu Esel und zu Roß oder hoch oben auf dem Rücken eines Kamels, halbnackte Fellachen und beturbante Kaufleute, zerlumpte Soldaten und von Goldstickerei überladene Offiziere, Europäer, Türken, Griechen, Beduinen, Perser und Neger, Handelsleute aus Indien, aus Dar-Fur, aus Syrien und vom Kaukasus, dicht verschleierte, in schwarzem Seidentaffet versteckte orientalische Damen und Fellachenfrauen im einfachen blauen Hemd mit lang herab wallendem Gesichtsschleier.«[52]

So wird auch der Eindruck der beiden deutschen Ärzte von Kairo gewesen sein; man wundert sich, dass Briefe mit der einfachen Adresse »Dr. THEODOR BILHARZ, Cairo«, wie sie sich in seinem Nachlass (Archiv Mainz) finden, Adressaten erreicht haben.

Mit den beiden österreichischen Ärzten ALEXANDER REYER (1814–1891)[53] und GEORG LAUTNER (1813–1889)[54] schloß BILHARZ bald enge Freundschaft. Unter länger verweilenden Besuchern aus der Heimat wie dem Afrikaforscher THEODOR VON HEUGLIN (1824–1876)[55] oder dem

---

51 Zoologe und Forschungsreisender; erster Direktor des neugegründeten Zoologischen Gartens in Hamburg, 1867–1874 Gründer und Leiter des Berliner Aquariums
52 BODE (1956), S. 31
53 Österreichischer Chirurg an der Medizinschule in Kairo; zur Biographie REYERS vgl. »Révue d'Égypte«, le Caire, 2.Annés, tome 2, Fevrier 1896, S. 573 ff (Institut für Geschichte der Medizin, Univ. Mainz, BILHARZ- Nachlaß)
54 Deutscher Arzt in Kairo und Alexandria, später auch Leibarzt des Vizekönigs von Ägypten
55 Zoologe und Forschungsreisender in Afrika und Spitzbergen

schon genannten ALFRED BREHM, der ihn auf seiner Rückreise besuchte, dem Industriellen WERNER VON SIEMENS (1816–1892)[56], dem Ägyptologen HEINRICH FERDINAND KARL BRUGSCH (1827–1894)[57] und vielen anderen hatte sich ein freundschaftlicher Kreis gebildet, der sich häufig traf, und in dem BILHARZ wegen seiner liebenswürdigen Wesensart offenbar sehr geschätzt war. Er lebte ziemlich genügsam als Junggeselle in einem einfachen Haus in Alt-Kairo zusammen mit seinem Diener ALI und verschiedenen Haustieren: Katzen, Wüsteneidechsen, ein Chamäleon, Affen und zeitweilig sogar ein kleines Krokodil. Hier befanden sich auch seine Gläser mit Untersuchungsmaterial, einige präparierte »Negerschädel« und eine vergleichsweise ansehnliche Bibliothek.[58] Den häufigen Bitten deutscher Kollegen um Naturalien-Präparationen kam er bereitwillig nach: fixierte Würmer, Schädel, ganze Tierskelette, Pflanzen, konservierte Fische, darunter auch der elektrische Zitterwels, versandte er in die Heimat. Seiner Familie schickte er großzügig Geld, das ihm allerdings nur selten regelmäßig ausbezahlt wurde.[59]

Jeden Morgen ritt BILHARZ zur Kairoer Medizinschule, die mit dem Hospital aus dem entfernteren Außenbezirk in das Innere der Stadt verlegt worden war, um dort Patienten zu untersuchen, zu behandeln und Unterricht in französischer Sprache zu erteilen, der ins Arabische übersetzt wurde. Wichtig waren ihm die Sektionen, nachdem sie in einem moslemischen Land zunächst nur an Sklaven und Christen und schließlich auch bei Mohammedanern unter MEHMET ALI möglich geworden waren.[60] BILHARZ und GRIESINGER führten in den ersten siebzehn Monaten 400 Sektionen durch!

---

56 Gründer des Industrieunternehmens SIEMENS
57 Deutscher Ägyptologe, unternahm ab 1853 zahlreiche wissenschaftliche Reisen in Ägypten und Persien, 1864–1868 Preußischer Konsul in Kairo, 1868 Professor der Ägyptologie an der Univ. Göttingen, 1870–1879 Leitung der Ecole d´Ègyptologie in Kairo
58 SENN (1931), S. 31
59 SENN (1931), S. 29
60 Vgl. KOLTA (1976); – vgl. außerdem KHALIL (1929–1932), S. 3–25

Bei den klinischen Patienten handelte es sich in erster Linie um erkrankte Soldaten des ägyptischen Heeres, das sich aus allen möglichen Völkerschaften rekrutierte. Auch Bauern der näheren Umgebung kamen dorthin. Ein Großteil litt an einfacher oder schmerzhafter Hämaturie. Wurmbefall, Typhus, Dysenterie, Leberabszesse und ägyptische Chlorose, das heißt Anämie, waren nicht selten. Außerdem traten Choleraepidemien auf, Pocken rafften viele Menschen dahin, und zwei Jahrzehnte zuvor war in Kairo die Pest ausgebrochen. Wenngleich ein engagierter und freundlicher Arzt, so sind BILHARZ vor allem seine wissenschaftlichen Untersuchungen ein Anliegen gewesen, die er oft genug nach Dienst vornehmen konnte.[61]

5. Die Entdeckung des Pärchenegels

BILHARZ' Lehrer SIEBOLD hatte ihm vor der Abreise geraten, insbesondere die menschlichen Parasiten, vor allem die Eingeweidewürmer zu studieren. Die zweite Empfehlung bezog sich auf den Zitterwels, einen elektrischen Nilfisch, der seine Beute und Feinde mit Stromschlägen paralysiert oder tötet. Besonders der Freiburger Anatom ALEXANDER ECKER (1816–1887)[62] war daran interessiert[63], ebenso der Physiologe EMIL DU BOIS REYMOND (1818–1892)[64] in Berlin. Die Erkundung der tierischen Elektrizität bei Zitteraal und Zitterrochen spielte damals in der beginnenden Nervenphysiologie eine wichtige Rolle, weshalb der Zitterwels als hochinteressantes Forschungsobjekt begehrt war. Sollte tierische Elektrizität gar mit der Lebenskraft identisch sein?

Sein Augenmerk auf die Eingeweidewürmer richtend, schreibt BILHARZ am 26. April 1851 an SIEBOLD: »Ich schwälge in Menschendärmen

---

61 SENN (1931), S. 28
62 Prof. der Anatomie und Physiologie in Basel und Freiburg i. Br.
63 Vgl. den Briefwechsel zwischen ECKER und BILHARZ im BILHARZ-Nachlass Univ. Mainz
64 Seit 1858 Professor der Physiologie an der Univ. Berlin; Hauptvertreter der physikalischen Richtung in der Physiologie; ab 1867 ständiger Sekretär der Akademie der Wissenschaften zu Berlin

und habe schon vier neue Eingeweidewürmer gefunden«.[65] Und in seinem Brief vom 1. Mai 1851 an SIEBOLD berichtet er: »Was die Helminthen im Allgemeinen, auch die des Menschen betrifft, so glaube ich, dass Ägypten eines der günstigsten Länder für ihre Entwicklung und ihr Studium ist. Besonders sind es die Nematoden, die den Darm der Eingeborenen in oft unglaublicher Menge bevölkern, und es ist keine Seltenheit, in einer Leiche einige 100 Exemplare des Strongylus (Ancylostomum) duodenalis, 20–40 Ascaris lumbricoides, 10–20 Individuen des Trichocephalus dispar (heute Trichuris trichura AN) und einige 1000 Stück von Oxyuris vermicularis beisammen zu finden. Taenia solium fand ich unter 200 Leichen, die ich seit letztem Herbst seciert habe, 3–4 mal, einmal zu 5 Exemplaren. Eine der Leichen war die eines Negers, die zweite die eines Sklaven aus Abyssinien. Dort ist, wie man mir hier von allen Seiten sagt, der Bandwurm so häufig, dass der Abyssinier es für einen abnormen Zustand ansieht, wenn keine Bandwurmglieder von ihm abgehen […]« und weiter: »Echinococcus fand ich dreimal in der Leber […]. Ich hoffe übrigens, […] in dieser für die Helminthologie terra intacta noch viel Interessantes zu finden.« Dies war bereits geschehen, denn im gleichen Brief berichtet er über eine Autopsie folgendes:

»Nachdem meine Aufmerksamkeit auf die Leber und deren Verbindungen gerichtet war, fand ich bald im Pfortaderblut einen weissen langen Helminthen in Menge, den ich mit bloßem Auge für einen Nematoden hielt, aber sogleich als etwas Neues erkannte. Ein Blick ins Mikroskop ließ mich einen prächtigen Distomen unterscheiden, mit einem platten Körper und einem drehrunden, den Körper wohl 10mal an Länge übertreffenden Schwanz. Dieser war aber nicht, wie bei den Cercarien, locker eingesetzt, sondern nichts anderes als die fortgesetzte

---

65 Brief BILHARZ vom 26. April 1851, zitiert in: ALTHOFF (1980), S 27; auch in: REINBACHER (o. J. ca. 1986)

platte, gegen die Bauchfläche zu einem Halbkanale seitlich umgerollte Körpersubstanz des Wurmes selbst.«

Es folgt eine genaue Beschreibung des Parasiten und der Hinweis, dass in dessen Darm rote Blutkörperchen vorhanden sind. Unklare kleine Gebilde hinter dem Bauchsaugnapf hält BILHARZ für sich entwickelnde Geschlechtsorgane und fragt: »Was ist nun dieses Thier? Eine Cercarie kann es wohl nicht genannt werden, trotz seines langen Schwanzes, denn ein Cercarienschwanz ist doch gewiss histologisch und morphologisch himmelweit davon verschieden.«[66] Fasziniert von seiner Entdeckung und diesem Rätsel weiter auf der Spur bleibend, berichtet er vier Monate später in einem Brief vom 28. August 1851 ebenfalls an SIEBOLD: »Ich habe Ihnen die neuen Phasen, in die mein Pfortaderwurm getreten ist, noch nicht berichtet. Es hat sich nicht, wie ich vermuthete, eine Ammengeschichte daraus entwickelt, sondern ich möchte fast sagen, etwas noch Wunderbareres, ein Trematod mit *getrenntem Geschlechte*. Der Ihnen in meinem letzten Briefe beschriebene Wurm war das Männchen. Als ich sorgfältiger wie früher (und zweckmäßiger, indem ich das Mesenterium unverletzt gegen das Licht hielt) in den Darmvenen nachsuchte, fand ich bald Exemplare des Wurmes, die in der Rinne ihres Schwanzes einen grauen Faden beherbergten. Sie können sich mein Erstaunen vorstellen, als ich zu der vorderen Rinne einen Trematoden hervorragen und sich hin und her bewegen sah (Fig. 11a)[67] an Form dem ersteren ähnlich, nur alles viel feiner und zarter, und statt des rinnenförmigen Schwanzes ein bandförmiges Hinterleibsende, das vollkommen in dem rinnenförmigen Halbkanal des männlichen Hinterleibes eingeschlossen war, gleichsam wie der Degen in einer Scheide. Es ließ sich das Weibchen leicht aus der Rinne des Männchens herausziehen und in seiner inneren Structur aufs Klarste erkennen. Der vor dem Bauchnapfe sich spaltende Darm

---

66 Brief von BILHARZ an SIEBOLD, 1. Mai 1851, in: SIEBOLD (1853a), S. 53–76
67 Hier und bei den folgenden Bezeichnungen von BILHARZ S. Abb. 7

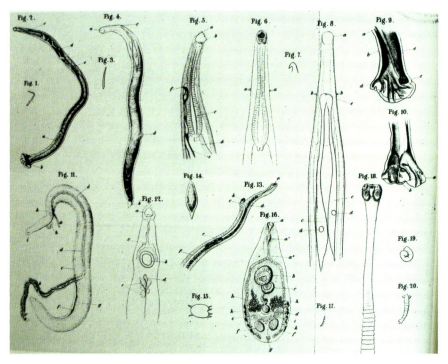

Abb. 8 Abdruck einer Originalzeichnung von THEODOR BILHARZ, nur Fig. 11–15 beziehen sich auf den Pärchenegel *Distomum haematobium*:

Fig. 11: Männliches *Distomum haematobium*, das Weibchen in seinem *Canalis gynaecophorus* haltend

Fig. 12: Vorderseite eines männlichen *Distomum haematobium* mit Mund- und Bauchsaugnapf

Fig. 13: a: Mundsaugnapf, b: Bauchsaugnapf, c: Mündung des Oviduct, e: Eier im Oviduct, f: leerer Oviduct

Fig. 14: Ei aus einem Lebertuberkel, das einem Ei von *Distomum haematobium* gleicht

Fig. 15: stacheliges Körperchen, das sich gleichzeitig mit dem Ei in der Leber fand

Fig. 1–10 betreffen *Ankylostoma duodenale*,
Fig. 16 und 17 *Distomum heterophyes*,
Fig. 18 *Taenia nana*,
Fig. 19 und 20 *Pentastomum constrictum*

vereinigt sich bei dem Weibchen nach hinten wieder zu einem graubraunen Schlauch, der sich in der Mittellinie des Hinterleibs herabschlängelt und kurz vor dem Schwanzende blind endigt (Fig. 11 b, c).

Dieses einfache Darmstück ist bis zu seiner gabeligen Theilung hinauf beiderseits mit den Verzweigungen der Dotterstöcke umgeben, hier verbinden sie sich zu einem Ausführungsgange und hier liegt auch das Eikeim-Organ, von welchem zwischen den beiden Darmästen ein Eileiter nach vorne läuft, der vollkommen mit Eierkeimen und mit Schalen versehene Eier enthält und an dem hinteren Ende des Bauchnapfes mündet (Fig. 13c). Die Eier haben eine ovale Gestalt und sind nach dem einen Ende hin stark zugespitzt, diese Spitze der Eier ist im Uterus oder Eileiter stets nach hinten gerichtet (Fig. 13e). Der Eileiter bildet einen dünnwandigen langen Kanal von ziemlich gleichem Caliber (Fig. 13f). Im Eierkeim-Organe erkannte ich dieselben zarten Zellen, wie ich sie in dem gleichen Organe hermaphroditischer Trematoden gesehen habe. Nach dieser Entdeckung musste ich jetzt das andere Distomum, von welchem ich Ihnen zuerst berichtet hatte, mit ganz anderen Augen betrachten [...]. Die Form und das ganze Aussehen der hinteren Organe erinnert mich an Hoden, die größere Zahl derselben machte mich nicht irre, da ja eine vermehrte Zahl der Hoden auch bei anderen Trematoden beobachtet worden ist.«[68] (s. Abb. 8 und 9)

Dies ist die Erstbeschreibung des Pärchenegels von BILHARZ vom August 1851 in Ägypten, deren Verbreitung er jedoch noch nicht abschätzen konnte. Seine Neuentdeckung möchte BILHARZ »*Haematobium dispar*« nennen, folgt dann aber SIEBOLDS Vorschlag, sie besser als »*Distomum haematobium*« zu bezeichnen, da die Getrenntgeschlechtlichkeit allein den Namen einer neuen Art nicht rechtfertige.[69]

Dem Parasiten weiter auf der Spur und SIEBOLDS Vorschlag folgend, fügt BILHARZ am 1. Dezember 1851 als Ergänzung hinzu: »Distomum haematobium sende ich Ihnen in natura und in Abbildung«[70], und er beschreibt den mit Höckerchen und kurzen Haaren besetzten Leib:

---

68 Brief von BILHARZ an SIEBOLD, 28. August 1851, in: SIEBOLD (1853a), S. 60
69 SENN (1931), S. 58
70 Im Düsseldorfer Universitäts-Archiv befindet sich eine undatierte Originalzeichnung von BILHARZ, auf die er möglicherweise hier Bezug nimmt: S. Abb. 8

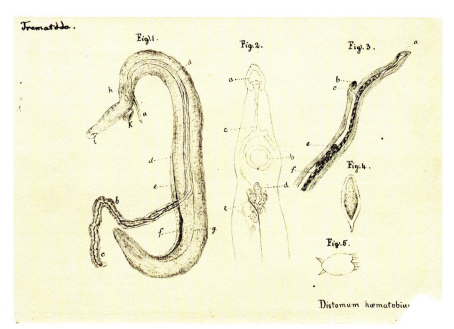

Abb. 9 Originalzeichnung von THEODOR BILHARZ zu *Distomum haematobium* aus seinem Nachlass (Universitätsarchiv Düsseldorf), vgl. Abb. 8

»Die beiden Saugnäpfe und der *canalis gynaecophorus* sind mit unzähligen kleinen Körnchen besetzt, welche diesen Stellen eine chagrinartige Oberfläche verleihen, doch bleibt die Mittellinie des Kanales davon frei [...]«.[71] Hier wird der Terminus »canalis gynaecophorus« zum ersten Mal erwähnt und die neue Trenmatodenart nach herkömmlicher Art mit der folgenden Diagnose in das System der Helmithen eingeführt: »*Distomum Haematobium*, sexu distincto«. Es folgt eine anatomische Beschreibung in lateinischer Sprache, in der er über die Männchen schreibt: »Porus genitalis inter acetabulum ventrale et canalis ‚gynaekophori' originem situs [...].« Für Männchen und Weibchen gilt: »Longit. 3 ad 4 lin., mas feminam latitudine multo superans. Patria Aegyptus, in hominis vena portarum ejusque ramificationibus. In

---

71 Brief von BILHARZ an SIEBOLD vom 1. Dez. 1851, in: SIEBOLD (1853a), S. 61

venis meseraicis reperiuntur mares feminam in canali gynaecophoro gerentes, in venis intestinalibus, et hepaticis, in vena lienali semper vidui«.[72] Diese Diagnose wurde bereits kurz darauf in das Lehr- und Handbuch der Parasitenkunde von GOTTLOB FRIEDRICH HEINRICH KÜCHENMEISTER (1821–1890)[73] übernommen.[74] BILHARZ' Originalbeschreibung und seine weiteren Berichte sind in SIEBOLDS »Zeitschrift für wissenschaftliche Zoologie« Band 4, 1853, als »Beitrag zur Helminthographia humana« veröffentlicht worden.

Wie intensiv sich BILHARZ mit den Eingeweidewürmern befasste, ging schon aus seinem Brief vom 16. Mai 1851 an SIEBOLD hervor, worin er ausführlich *Ancylostomum duodenale* beschrieb, den er in einer Leiche zu mehreren Hunderten und später fast bei jeder Sektion fand. Er entdeckte hier ein besonderes Detail, nämlich die genaue Stellung der Haken in der Mundöffnung. GRIESINGER gelang dann die ätiologische Zuordnung des Hakenwurms zur sogenannten ägyptischen Chlorose, der Hakenwurmanämie.

In einer Notiz vom 1. Dezember 1851 berichtet BILHARZ SIEBOLD von einer weiteren helminthologischen Entdeckung, nämlich *Pentastomum constrictum*, über das er 1856 einen Aufsatz verfasste.[75] Bei einem Patienten mit diesem Wurmbefall fand er auch die Leber voll kleiner Tuberkel: »Ich füge hier zugleich die Abbildung eines Eies aus den Lebertuberkeln bei (Fig. 14)[76]; ganz gleiche fand ich auch in der Darmschleimhaut; sie stimmen mit denen des Distomum Haematobium in allen Stücken überein, sind aber stets ohne Keimbläschen, das bei denen im Wurme stets sehr deutlich ist, sondern besitzen einen bräunlichen auf Druck in viele Fragmente zerspringenden Inhalt. Was jene sonderbar gestalteten, hülsenförmigen und stacheligen Körper

---

72 SIEBOLD (1853a), S. 61f
73 Praktischer Arzt und Geburtshelfer in Zittau (ab 1846) und in Dresden (ab 1859)
74 KÜCHENMEISTER (1855), S. 212
75 BILHARZ (1856b)
76 Vgl. Fig. 14 und 15 in Abb. 7

betrifft, die ich oft mit den Eiern encystiert in der Leber fand, so weiß ich über ihre Bedeutung nichts zu sagen (Fig.15). Ein einziges Mal fand ich im Geschlechtskanal eines lebenden Weibchens des Distomum haematobium etwas, das vielleicht darauf Bezug hat«.[77]

Mit den Tuberkeln hatte BILHARZ wahrscheinlich eine Leberbilharziose beschrieben: er fand dort eingeschlossen merkwürdige stachelige Körperchen, die offenbar Eier enthielten, war aber mit einer Interpretation sehr zurückhaltend. Diese Lebertuberkel entsprechen den erste später beschriebenen periovulären Granulomen, die sich um die in die Leber gelangten und abgestorbenen Wurmeier bilden. Möglicherweise lagen Eier mit seitlichem Sporn so übereinander, dass sie für BILHARZ wie stachelige Körper aussahen. Die Leber- und Darmbilharziose durch *S. mansoni* waren damals noch unbekannt und die Abgrenzung dieser Schistosomenart sollte später zu einer heftigen Auseinandersetzung vor allem zwischen deutschen und englischen Forschern führen.

6. Die klinische Relevanz

Über den neuen Trematoden schreibt BILHARZ am 16. März 1852 an SIEBOLD:

»Gestern machte ich mit GRIESINGER die Sektion eines an Meningitis gestorbenen Knaben. Bei der Öffnung der Harnblase fanden wir die hier so häufigen, in Europa unbekannten Excrescenzen von weicher, schwammiger Konsistenz, von Linsen- bis Erbsgröße und von ausgetretenem Blut durchsetzt, oft von Krusten der Harnsalze überzogen […]. Ich schnitt die größte der Excrescenzen durch und am Messer blieb ein weißer Faden hängen. Ich betrachte ihn näher und erkenne unser Distomum haematobium. Ich suche in der Tiefe des Schnittes nach und ziehe noch mehrere heraus. Die Excrescenz hatte in ihrem Inneren mehrere miteinander kommunizierende Höhlungen, ziemlich geräumig und mit den genannten Würmern gefüllt. Diese Höhlungen

---

77 SIEBOLD (1853a), S. 69

hatten glatte Wandungen und mündeten rückwärts in Gefäße, sodaß ich sie für nichts anderes als für sehr erweiterte Kapillaren halten kann. Die Würmer waren Männchen und hielten fast alle Weibchen in ihrem Canalis gynaecophorus eingeschlossen. Die letzteren unterschieden sich von den in den Darmvenen gefundenen Weibchen durch größere Klarheit der inneren Verhältnisse, besonders auch die Größe und Deutlichkeit des Eierkeimorganes, noch mehr aber durch den ungeheuren Reichtum an Eiern, die in allen Entwicklungsstadien vorhanden waren. Die Stellen der Blasenschleimhaut, wo das Anfangsstadium der vorhin beschriebenen Excrescenzen zu sein schien, waren mit viel zähem, glasigen Schleim bedeckt, der eine Menge teils zerstreuter, teils in Klumpen gesammelter Eier des Distomum haematobium enthielt, von welchen Eiern ein Teil derselben spröden, in eckige Stückchen zerspringenden Kalkinhalt zeigten, wie ich es in einem früheren Briefe bei den Kapseln erwähnt hatte.« Beim Herausziehen kleiner Blutgerinnsel aus der Blasenschleimhaut kommen »kleine weiße Klümpchen heraus, die aus einer Menge der oben erwähnten Eier bestanden«.[78]

BILHARZ hat hier bereits deutlich den Zusammenhang zwischen den Pärchenegeln in den Blutgefäßen der Blase, der massiven Eiablage in der Blasenschleimhaut und den gleichzeitigen entzündlichen Veränderungen gesehen. Auch beobachtete er schon gewisse anatomische Unterschiede zu sehr ähnlichen Wurmweibchen in den Darmvenen; vor allem die zahlreichen Eier in den Weibchen, die er in der Blase fand – wodurch sich S. haematobiun von S. mansoni unterscheidet, das nicht so viele Eier produziert. Mit dieser Erstbeschreibung der pathologischen Blasenveränderungen kann sich jeder Leser ein gutes Bild von der Blasenbilharziose machen.

GRIESINGER und LAUTNER hatten BILHARZ außerdem aufgefordert, die Entzündungen von Blase und Darm näher zu untersuchen. Der folgende Bericht geht darauf ein und beschreibt zudem gleichzeitig

---

78 Brief BILHARZ an SIEBOLD vom 16. März 1852, in: SIEBOLD (1853a), S. 71

vorkommende Blasen-und Darmveränderungen sowie das Ausschlüpfen der Wimperlarven. BILHARZ teilt SIEBOLD am 29. März 1852 mit: »[…] und am 22. März war ich so glücklich, einen Fall zur Untersuchung zu bekommen, der sowohl die beschriebenen Excrescenzen der Blase als auch ausgebreitete dysenterische Veränderungen des Dickdarmes darbot. Die Excrescenzen der Blase enthielten keine Würmer, dagegen in ihrem Parenchym eingebettet eine Menge von Eiern in kugeligen Häufchen. Viele dieser Eier enthielten reife Embryonen, die sich lebhaft bewegten, daneben lagen zersprungene, leere zusammengefaltete Eihüllen. Die Schleimhaut des Dickdarmes zeigte sich von der Mitte des Colon transversum bis zum After stellenweise geschwollen und fein, stark injiziert, mit einer Schicht rötlichen Schleimes bedeckt.« Nach einer detaillierten Beschreibung der unregelmäßig verteilten Erosionen mit normalen Schleimhautstrecken dazwischen fährt BILHARZ fort: »Es war dies mithin ein ganz frischer Fall von akuter Ruhr. Indem ich die Schleimhaut an den hyperämischen Stellen wegstreifte, bemerkte ich mit bloßem Auge im submucösen Zellgewebe kleine weiße Klümpchen – Eierhäufchen, die ganz mit den in der Blase gefundenen übereinstimmten. Dünne Querschnitte der Darmhäute zeigten diese Klümpchen in großer Anzahl im submucösen Zellgewebe eingebettet […]. In den nicht injizierten, fast oder ganz normalen Darmpartien fand ich keine Eier. Die Eierhäufchen aus dem submucösen Zellgewebe enthielten, wie die aus der Blase, teils undurchsichtige, mit Dottermasse gefüllte Eier, teils solche, in denen der Embryo durch die zum größten Teil resorbierte Dottermasse durchschimmerte, teils reife Embryonen mit wenigen Dotterkörperchen, die sich lebhaft nach allen Seiten bewegten, auch bald kugelförmig zusammenzogen, bald lang ausstreckten und endlich die Eihaut sprengten […] immer in einem Längsschlitz, dessen Ränder sich nach außen stülpten. Die Dotterhaut zerriß zur gleichen Zeit und das Tierchen trat in den von mir gesehenen Fällen mit dem Hinterende zuerst heraus, dessen Wimpernbezug langsam zu flimmern begann, und suchte sich durch lebhafte Bewegungen

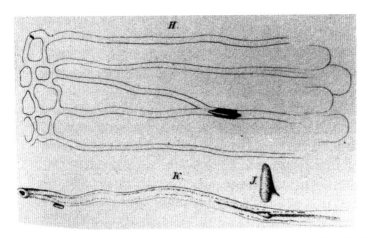

Abb. 10 Zeichnung von THEODOR BILHARZ: oben *Haematobium*-Eier und schlüpfende Miracidien, unter H Eikapsel in den Kapillaren eines dysenterischen Dickdarmes, J eine Kapsel im blutigen Schleim dieses Darmbereiches (Beachte den Seitenstachel!), K weibliches *Distomum haematobium* mit ähnlicher Kapsel im Eileiter

nach allen Seiten hin aus dem Ei loszumachen, was mitunter ziemlich lange dauert [...]. Das ausgekrochene Tierchen war überall mit langen Wimpern überzogen, mit deren Hilfe es in dem zugesetzten Wasser in drehender Bewegung ziemlich lebhaft herumschwamm. Durch Schleim, Eierhaufen und dergl. kroch es mit wurmähnlichen Bewegungen[...]. Nahrung nahm es nicht zu sich [...]. Die weitere Umformung dieser Infusorienartigen Embryonen gelang mir nicht direkt zu beobachten. Dagegen glückte es mir, eine weitere Tatsache aufzufinden, welche auf diese Verhältnisse, wenn ich nicht irre, Licht werfen wird. Ich fand nämlich, wie ich schon früher erwähnt habe, schon im Anfange 1851 in den Verkreidungspunkten der Leber neben den Eiern des Distomum haematobium eigenthümliche, hülsenartige, mit zackigen Auswüchsen versehene Körper, an Größe ungefähr jenen Eiern gleich [...]. An der einen Seite, dem stumpfen Ende genähert, saß ein konischer, schief nach dem stumpfen Ende gerichteter Fortsatz.«[79] (s. Abb. 10 Fig. J)

---

79 Brief BILHARZ an SIEBOLD vom 29. März 1852, in: SIEBOLD (1853a), S. 72–74

Neben der lebhaften Schilderung der schlüpfenden Wimperlarve wurden jetzt von BILHARZ auch erstmalig die typischen *Schistosoma mansoni*-Eier mit dem lateralen Fortsatz beschrieben, die er in der Darmschleimhaut fand und jenen früher erwähnten zackigen Gebilden in der Leber so ähnlich waren und wie Eihüllen aussahen.

Wie er an der Bedeutung dieses Fundes rätselt, ist aus dem weiteren Bericht ersichtlich:

»Ein Inhalt dieser sonderbaren Körper war nicht zu erkennen. Im letzten Sommer fand ich einen dieser Körper in einem der ersten von mir untersuchten weiblichen Individuen des Distomum haematobium, und zwar im vorderen Teil des Eileiters, dessen hintere Partie die gewöhnlichen Eier enthielt. Ich fertigte damals eine Zeichnung dieses Individuums an, legte aber kein sonderliches Gewicht auf diese Beobachtung, da sie mir seither nicht zum zweiten Male sich bot. Dieselben Körperchen fand ich nun wieder in dem oben beschriebenen dysenterischen Darm, und zwar sowohl einzeln im submucösen Zellgewebe, als im Parenchym der Schleimhaut zwischen den LIEBERKÜHNschen Drüsen, als in einem zwischen denselben hinziehenden Blutgefäße, als endlich auch auf der freien Fläche der Darmschleimhaut [...]. Diese Körper sind, wie ich mich dabei deutlich überzeugte, beiderseits zusammengedrückt, biconvex, mit scharfem Rande, auf dem jener konische Fortsatz aufsitzt [...]. Eine für die Deutung dieser Körper höchst wichtige Beobachtung machte vor einigen Tagen (am 20. März) Herr Prof. GRIESINGER. Er fand in einem überall stark pigmentierten Dickdarm [...] mehrere bohnengroße, ebenfalls stark pigmentierte, in das Lumen des Darmes hereinragende Duplikaturen der Schleimhaut und in derselben beträchtliche Anhäufungen der beschriebenen Körper. Diese Körper enthielten lebende Wesen, die in der Form den von mir beobachteten Exemplaren ähnlich gewesen zu sein scheinen, auskrochen und umherschwammen. Ob sie Wimpern hatten oder nicht, bleibt zweifelhaft. Leider sah ich die lebenden Tiere nicht mehr, wohl aber volle und leere Hüllen und tote Tiere [...]. Als was müssen wir diese Körper betrachten? Sind sie eine zweite Form von Eiern oder eine Art von Puppenhüllen, die das Tier nach dem Ausschlüpfen aus dem Ei annimmt? Daß diese Kapseln der Entwicklungsreihe unseres Distomum haematobium angehören, und nicht etwa einem anderen Wesen, erscheint mir unzweifelhaft, da ich sie nicht nur untermischt mit den unzweifelhaften Eiern des Distomum haematobium sowohl in Verkreidungspunkten der Leber, als im submucösen Zellgewebe und im Parenchym der Dickdarmschleimhaut bei akuter Dysenterie, sondern auch, wiewohl nur einmal, aber ganz unzweifelhaft im Eileiter des weiblichen Wurms, dessen weiterer Verlauf gewöhnliche Eier enthielt, gefunden habe.«

BILHARZ diskutiert dann das Für und Wider, dass diese Körper Eier seien, aber »eine genaue Vergleichung noch nicht gemacht worden« sei und resümiert: »Ich gestehe, dass nach den vorliegenden Tatsachen eine sichere Deutung der erwähnten Kapseln nicht möglich ist, dass mir aber die Vermutung, sie möchten eine Hülle sein, mit der sich die zarten, aus den wahren Eiern des Distomum gekommenen Embryonen umgeben, um so den menschlichen Körper zu verlassen – die wahrscheinlichere ist. Das im Eileiter gefundene Exemplar hätte dann die Metamorphose abnorm früh durchgemacht und die in jenen Resten geheilter Dysenterie gefundenen Exemplare hätten eine Entwicklung, die sonst erst außerhalb des menschlichen Körpers vorgeht, in demselben durchgemacht, weil das Erlöschen der Krankheit sie verhinderte das Freie zu gewinnen«. Weitere Untersuchungen, zu denen BILHARZ auch seine europäischen Kollegen ermuntert, »werden zu entscheiden haben, ob unser Distomum zur Dysenterie in derselben Beziehung steht, wie Acarus scabiei zur Krätze«.[80]

Es ist dies die etwas verwirrende Geschichte der Schistosomen-Eier, die BILHARZ sowohl in der Blase wie auch im Darm fand, und später

---

80 Brief BILHARZ an SIEBOLD vom 29. März 1852, in: SIEBOLD (1853a), S. 74–76

auch als Ursache der Erkrankungen von Blase, Harnleiter und Nieren sowie der Dysenterie erkannte. BILHARZ, der nicht verschweigt, dass auch GRIESINGER an den frühen Untersuchungen zur Bilharziose beteiligt war, unterschied zwischen den »wahren Distomen-Eiern« mit dem hinteren Sporn und den merkwürdigen »Kapseln« oder »Körpern« mit seitlichem Stachel, die er als eine mögliche Sonderform der echten Distomumeier vermutete (s. Abb 8, Fig. 15). Indirekt sagte er, dass er diese Körper nicht in den Harnwegen fand, sondern nur in den Lebertuberkeln und im dysenterischen Darm. Immer deutlicher sieht er aber die Gleichartigkeit der pathologischen Blasenveränderungen mit den Erosionen und Geschwüren der Darmschleimhaut. Ein kausaler Zusammenhang zwischen den Würmern, ihren Eiern und den Entzündungen wird ihm immer klarer, denn er schreibt am 17. Mai 1852 an seinen Mentor: »Meine in Bezug auf Dysenterie ausgesprochene Vermuthung wird mir immer wahrscheinlicher, da ich seither in einer ziemlichen Anzahl von Fällen die Eier fand. In einem Falle enthielt der Darm an den Stellen, wo Geschwüre sassen, viele l e e r e Eihüllen, an anderen noch unverletzten aber entzündeten Stellen volle Eier. Dass der Wurm die conditio sine qua non zur Entstehung der beschriebenen Veränderungen an der Blase, den Ureteren, Samenbläschen usw. ist, darüber habe ich keinen Zweifel mehr und glaube ihm mithin einen grossen Theil an der Häufigkeit des Blasenkatarrhs und Steins, auch gewisser Nieren-Krankheiten zuschreiben zu dürfen. Ich lege Ihnen die über Eier und Embryonen gefertigten Zeichnungen bei.«[81]

Die häufigen Blasenerkrankungen der Ägypter betrachtet BILHARZ jetzt vorwiegend als Folge einer Infektion mit *Distomum haematobium* und seiner Eier. Im Folgenden geht er noch einmal auf seine Befunde ein und vergleicht die Geschwürbildung in Blase und Darm. Im Brief vom 2. August 1852 schreibt er an SIEBOLD:

---

81 Briefe BILHARZ an SIEBOLD vom 17. 5. 1852 und 2. 8. 1852, in: SIEBOLD (1853b)

»Das Distomum Haematobium (resp. seine Eier) habe ich zum wiederholten Male im dysenterischen Darm gefunden, doch sind Ruhrleichen gegenwärtig etwas seltenes. Ich fand vor einiger Zeit ein Geschwür in der Harnblase, das ganz das Ansehen eines dysenterischen Darmgeschwüres hatte. Sein Grund enthielt eine Menge von frischen Eiern wie ich es bei dem dysenterischen Darmgeschwüre beschrieben habe, meist in kleinen weißen Ballen zusammengehäuft. Verschiedene Stellen der Blase zeigten sich injiciert ohne Geschwürsbildung, andere zeigten die lederartigen Crusten mit verkalkten Eiern. Ich glaube aus diesem Falle die volle Bestätigung meiner Ansicht über die Einheit des Processes im Darm und in der Blase ziehen zu können. Für die Erkrankungen der Harnblase ist der Wurm ohne Zweifel conditio sine qua non, in Bezug auf Dysenterie fand ich auch jetzt wieder Fälle, in denen die Eier n i c h t zu entdecken waren. Ist meine Ungeschicklichkeit daran schuld oder wird der Wurm durch die beginnende Erkrankung des Darmes nur dorthin gezogen, oder ist der Wurm wirklich unmittelbare Ursache der Krankheit aber nicht die einzige?« Und er fährt fort mit einer weiteren wichtigen Mitteilung: »Ich glaube Ihnen schon berichtet zu haben, dass ich bei einem jungen Menschen, der an mäßiger Hämaturie ohne bekannte Ursache litt, frische Eier im Urin gefunden habe. Auch im Stuhlgange eines an acuter Dysenterie Leidenden fand ich die Eier.«[82]

Damit hatte BILHARZ nicht nur die Gleichartigkeit des pathologischen Prozesses in Blase und Darm nochmals betont, sondern gefunden, was auch heute noch als das sicherste Diagnoseverfahren gilt, nämlich der Nachweis von Wurmeiern im Urin bzw. im Stuhl. In beiden Organsystemen hatte er Distomeneier gefunden, aber nicht bei jedem an einer Dysenterie Verstorbenen im Darm. Das ließ ihn an der »conditio sine qua non« des Distomum für die Dysenterie zweifeln. Diese Zweifel waren berechtigt, weil *S. haematobium* keine Colitis

---

82 Briefe BILHARZ an SIEBOLD vom 17. 5. 1852 und 2. 8. 1852, in: SIEBOLD (1853b)

verursacht und diese ja auch eine andere Ursache haben kann wie z. B. Typhus, Shigellose oder Amöbenruhr, deren Erreger damals noch völlig unbekannt waren.

In einer Zeichnung, die einem Brief vom 4. Januar 1853 an SIEBOLD beigelegt ist, sind beide Eiformen deutlich gezeichnet sowie ein Ei in der kleinen Kapillare einer dysenterischen Dickdarmschleimhaut steckend und ein Ei mit Seitenstachel im Eileiter eines weiblichen *Distomum haematobium*.[83] (s Abb. 10 Fig. K)

Warum hat BILHARZ die Frage der »wahren Eier« und der sog. »Kapseln« oder »Körper« nicht weiter verfolgt? Weshalb war es dem sorgfältigen Beobachter, der den Unterschied der beiden Eier durchaus kannte, entgangen, dass die einen mehr in der Blase und die anderen nur im Darm gefunden wurden? Hatte sich BILHARZ so auf die Entdeckung des *Distomum haematobium* fixiert, dass er gar nicht daran dachte, von diesem merkwürdigen Pärchenegel könne es noch andere Arten geben? Beide, die echten Eier und die »Kapseln«, die er zuletzt als fragliche Verpuppungs- oder Schutzform interpretierte, gehörten für ihn unzweifelhaft zu *Distomum haematobium*. Die Tatsache, dass er einmal beide Eiformen in einem Wurm gefunden hatte, bestärkte seine Auffassung. – Weitere Briefe von BILHARZ zu diesem Thema und insbesondere, was SIEBOLD geantwortet hat, waren in der Literatur und den mir zugänglichen BILHARZ-Archiven leider nicht aufzufinden.

Für BILHARZ selbst kamen schwierige äußere Umstände hinzu: GRIESINGER hatte im Mai 1852 Ägypten nach zwei Jahren verlassen, auch er sollte von dem neuen Vizekönig entlassen werden und musste um seine Weiterbeschäftigung kämpfen. Außerdem kam es immer wieder zu Konflikten und Intrigen unter den Europäern. Ein dritter Grund

---

83 Brief BILHARZ an SIEBOLD vom 4. Januar 1853, in: SIEBOLD (1853b) Tafel XVII

mag gewesen sein, dass sich BILHARZ zunehmend der Erforschung des elektrischen Organs des Zitterwelses widmete, über das er eine viel beachtete Monographie verfasste, die er seinem früheren Anatomielehrer FRIEDRICH ARNOLD widmete.[84] Ich konnte sie mit all ihren sorgfältigen Abbildungen in der Zoologischen Station in Neapel bewundern. So hat er offenbar die Distomumfrage auf sich beruhen lassen oder nicht weiter verfolgen können.

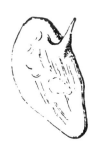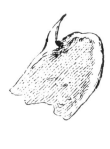

Abb. 11 *S. haematobium*-Eier, gezeichnet von Wilhelm Griesinger

GRIESINGER [85] beschrieb nach seiner Rückkehr »Klinische und anatomische Beobachtungen über die Krankheiten von Egypten«[86] (1854) und erwähnt darin, dass er und BILHARZ bei knapp einem Drittel aller Autopsien die bei Befall mit *Distomum* typischen Veränderungen, vor allem der Harnwege mit den verschiedensten Entzündungen und ihren Folgen fanden, und dass auch die »Distomiasis« des Dickdarmes mit Eierablagerungen auf der Mucosa und Infiltration der Submucosa mit Eiern eine sehr wichtige Komplikation dieser Wurminfektion sei. Er zieht in Betracht, dass auch eine reine Distomen-Dysenterie vorkommen könne, die – mit bloßem Auge betrachtet – anderen Dysenterieformen sehr ähnlich sei. (s. Abb. 11) Auch als Ursache für die häufigen Leberabszesse diskutiert er BILHARZ' Entdeckung, weil in manchen Fällen die Portalvene vollständig mit reifen Würmern angefüllt sei und ihre Eier auch im Lebergewebe gefunden wurden. Eine Leberfibrose

---

84 Vgl. BILHARZ (1857)
85 zur Biographie vgl. LEIBBRAND-WETTLEY (1966); STICKER (1940)
86 GRIESINGER (1854), zitiert in: KEAN; MOTT; RUSSELL Bd. 2, (1978), S. 481ff und in: KÜCHENMEISTER (1855), S. 217ff

hat er jedoch nicht beschrieben. Des weiteren erwähnt er die Sektion eines 20-jährigen Soldaten, bei dem er im Blut des linken Herzens eine Gruppe von sechs verklumpten Eihüllen fand, außerdem waren im Blut beider Herzkammern sowie in der Milzvene auffällige Körperchen, die abgestorbenen Distomen-Embryonen sehr ähnelten.

In zwei Veröffentlichungen hat BILHARZ in der »Wiener Medizinischen Wochenschrift« 1856[87] seine Beobachtungen zusammengefasst, »dass der unter dem Namen Distomum Haematobium von mir beschriebene Wurm, welcher in großer Menge die Pfortader und deren Wurzeln und Verzweigungen, sowie den plexus vesicalis und haemorrhoidalis der Eingeborenen Egyptens bewohnt, durch seine milliardenweise in der Schleimhaut und dem submucösen Bindegewebe der Harnleiter, der Harnblase und des Dickdarms abgesetzten Eier, an gewissen in Egypten sehr häufigen localen Entzündungen jener Organe bedeutenden Antheil haben möchte.« Es folgt eine genaue Beschreibung der Morphologie von Männchen und Weibchen und: »Die Eier erscheinen sonderbarerweise unter zwei verschiedenen Formen. Die gewöhnliche Form ist oval, nach den Polen hin etwas verjüngt, an dem einen Ende in ein dünnes Spitzchen ausgezogen […]. Die andere Form ist von ungefähr gleicher Größe, oval, an beiden Enden stumpf. An der einen Seite sitzt ein dem stumpferen Ende zugerichteter konischer Fortsatz. Beide Formen wurden sowohl innerhalb des Eileiters, als im Gewebe verschiedener Unterleibsorgane des Menschen vorgefunden […]. Der reife Embryo ist ein infusorienähnliches Wesen […] die ganze Oberfläche des Thierchens ist mit einem reichen Überzug von Flimmercilien bedeckt […]. Die aus beiderlei Eiformen geschlüpften Embryonen zeigen keine merkliche Verschiedenheit unter einander.«

Als Folgekrankheiten unterscheidet BILHARZ das akute entzündliche Stadium von der im chronischen Verlauf auftretenden Verhärtung der

---

87 BILHARZ (1856a)

Blase, der die polypöse Wucherung und Geschwürbildung folgen kann. Ihr zugeordnet wird auch die häufige Lithiasis, da sich nicht selten im Zentrum der Steine verkalkte Eiansammlungen finden. Detaillierter auf die entzündlichen Veränderungen an den Ureteren eingehend schreibt er: »In den Harnleitern bilden sie ringförmige Ablagerungen, durch welche das Lumen des Ureters oft so verengt wird, dass kaum eine feine Sonde durchgeschoben werden kann. In einem Falle war vollständige Obliteration eingetreten, […] war die Nierensubstanz vollständig geschwunden und die Niere in eine fächrige, mit seröser Flüssigkeit gefüllte Cyste umgewandelt. Meist zeigt der Harnleiter diese Entartungen an mehreren Stellen, die gewöhnlichste Stelle aber ist die Einmündungsstelle in die Harnblase, und die Folge davon Erweiterung des Harnleiters in seiner ganzen Länge.«

Überraschend und völlig richtig vermutet BILHARZ im Weiteren, dass das Egelpärchen, gegen den Blutstrom sich bewegend, von der Pfortader aus den Blasen- und Haemorrhoidalplexus erreicht. Seiner Schätzung nach sei wohl die Hälfte der Bevölkerung befallen[88].

Der Befund, dass verklumpte Eier von *Distomum haematobium* auch Kristallisationspunkt für Harnsteine sein können, beschreiben später verschiedene deutsche Autoren, die sich mit der Analyse ägyptischer Blasensteine befassen. BILHARZ' Freund HEINRICH MECKEL VON HEMSBACH (1821–1855)[89] hatte sie erstmals in Ägypten im Zentrum eines Blasensteines entdeckt[90]. Aus der Sammlung ägyptischer Blasensteine, die REYER mit nach Wien zurückbrachte, wurden einige genau untersucht, und auch hier fand man wiederholt organisches und verkalktes Eimaterial im Zentrum der Steine. Durch Bilharziose entstandene Harnblasenpolypen wurden als sekundär »versteinert«

---

88 BILHARZ (1856a)
89 Prof. der Pathologie und Anatomie in Berlin
90 MECKEL VON HEMSBACH (1856)

gefunden, die sich wegen ihres Gewichts gelöst haben und zunächst als freie Konkremente imponierten.[91]

Über den Infektionsweg machten sich BILHARZ, GRIESINGER und andere Ärzte viele Gedanken. Am wahrscheinlichsten erschien immer noch die Aufnahme von Wimperlarven mit verschmutztem Wasser oder über verdorbene Nahrung, wie bespielsweise faulige Fische. Der Gedanke an einen Zwischenwirt zum Beispiel an eine Schnecke ist bei BILHARZ nicht zu finden. Weshalb hat ihn SIEBOLD niemals auf eine solche Möglichkeit hingewiesen? Ein Gedanke, den er schon 1833 hatte, und den er später auch mit der Cercarienfreisetzung aus Wasserschnecken beschrieb. Er hat auf die Briefe von BILHARZ geantwortet, als er ihm den Namen *Distomum haematobium* vorschlug. Oder verkannte er die Parallele zwischen *Distomum haematobium* und seinen Vogeltrematoden?

Die »Distomiasis«, wie GRIESINGER sie nennt, war in Ägypten weit verbreitet und oft mit ernsthaften renalen oder dysenterischen Komplikationen verbunden, dass es zunächst verwunderlich erscheint, dass die Frage nach dem Ansteckungsweg erst viel später ernsthaft verfolgt wurde, und zwar erst dann, als die koloniale und militärische Invasion der Europäer in Afrika dieses Problem erneut aufwarf: für Soldaten, für europäische Siedler, Verwaltungsbeamte und Forschungsreisende. Schon NAPOLEONS Soldaten waren in Ägypten an der Hämaturie erkrankt. Sonst betraf die Krankheit eigentlich nur die örtliche Bevölkerung. GRIESINGER schätzte, dass etwa die Hälfte der Einwohner Ägyptens an Hämaturie litten. Spätere Autoren geben eine noch viel höhere Prävalenz an, die bei Männern 90 % erreiche. ROBERT KOCH (1843–1910)[92] vermutet im Jahre 1883, dass neun von zehn Eingeborenen erkranken.[93] GRIESINGER glaubte wohl auch wie BILHARZ, dass

---

91   PFISTER (1909); vgl. auch EBSTEIN (1910); HOEPPLI (1972); OLPP (1935)
92   Arzt und Bakteriologe in Berlin; Nobelpreisträger für Medizin 1905
93   FRITSCH (1888)

sich der Wurmbefall mit einfachen Medikamenten wie Farnpräparaten, Rizinusöl und *Semen Cinae* behandeln ließe.

7. Die wissenschaftliche Leistung von Theodor Bilharz

Seine wesentlichen Entdeckungen machte Bilharz in den ersten Jahren seines Ägyptenaufenthaltes. Außer *Distomum haematobium* beschrieb und zeichnete Bilharz erstmalig auch die bis dato unbekannten Helminthen *Heterophyes heterophyes*, eine kleine Trematodenart, die er im Brief vom 1. Mai 1851 erwähnte, dann den Zwergbandwurm *Taenia nana*, heute *Hymenolopis nana* genannt, sowie *Pentastomum constrictum*, der zu den Zungenwürmern gehört. Die besondere Hakenausstattung bei *Ankylostoma duodenale* wurde bereits erwähnt. Besonders berühmt wurde er aber zu Lebzeiten durch seine Monographie »Das elektrische Organ des Zitterwels« von 1857. Diese Untersuchungen waren mühsam: musste er doch den Fisch auf dem Markt selbst einkaufen und ihn in den Abendstunden trotz Hitze oder wiederholter Sandstürme, trotz Erschöpfung und eigener Krankheiten mühsam präparieren. Ein Jahr später, 1858, besuchte Bilharz, nun ein gefeierter Entdecker neuer Entozoen und Erstbeschreiber des elektrischen Organes des Zitterwelses, Österreich und Deutschland für sechs Monate, ließ sich aber nicht zu einer Lehrtätigkeit an einer deutschen Universität überreden. Er kehrte in sein geliebtes Ägypten zurück, denn »Schöner ist's ja in der ganzen Welt nirgends«![94]

Wie gut und genau Bilharz beobachtete, geht aus den zitierten Briefen hervor. Die Gründlichkeit, mit der er Sektionen durchführte, zeigt sich daran, dass ihm das besondere Aussehen von *Distomum haematobium* trotz der geringen Größe von 1–2 cm sofort auffiel. Die morphologischen Details hat er sorgfältig untersucht, genau beschrieben und in allen Einzelheiten gezeichnet.

---

94 Senn (1931), S. 27

Die »Bilharzia« entdeckt und als Ursache der häufigen ägyptischen Blasen- und Nierenkrankheiten erkannt zu haben, ist sein besonderes Verdienst. Seine Vermutung, dass dieser Parasit auch manche Formen der Dysenterie verursacht, war zukunftsweisend. Die Unterschiede der verschiedenen Bilharzia-Arten wurden erst mehr als 60 Jahre später mit besseren Färbe-und Schnittmethoden erkannt; auf das unterschiedliche Aussehen der Eier hat er jedoch schon aufmerksam gemacht. Die Zuordnung des Parasiten und seiner Eier zu den einzelnen Organveränderungen und ihrer Folgen hat er ausführlich beschrieben. Auch sein Hinweis, dass bei den Infizierten die Eier im Urin oder im Stuhl gefunden werden, war ein äußerst wichtiger Befund. Entgegen der damals noch verbreiteten Miasmentheorie hatte er einen konkreten Erreger für eine konkrete Krankheit beschrieben.

Welche besonderen Schlüsse deutsche Forscher aus dem Untersuchungsmaterial gezogen haben, das BILHARZ nach Deutschland schickte, lässt sich wohl nicht genau rekonstruieren. Seine Sammlung von ca. 70 Schädeln[95] – in dieser Zeit kam die Anthropometrie im Rahmen der Völkerkunde auf – wurde später auf Initiative des Anatomen ECKER nach Freiburg verbracht, aber im Zweiten Weltkrieg zerstört. Bei ERNST SENN werden auch die vielen anderen Interessen und Aktivitäten erwähnt, die BILHARZ in Ägypten verfolgte.[96]

THEODOR BILHARZ starb im Mai 1862 im Alter von nur siebenunddreißig Jahren in Ägypten an Typhus, den er sich bei einem Ausflug nach Massawa, am Ufer des Roten Meeres im heutigen Eritrea, zuzog; als Begleitarzt einer herzoglichen deutschen Jagdgesellschaft hatte er dort eine Typhuspatientin behandelt. Von der Krankheit geschwächt erreichte er Kairo, wo er wenige Tage später verstarb. Sein 1930 wiederentdecktes Grab befindet sich auf dem Friedhof von Alt-Kairo. Das feuchtheiße Küstenklima Massawas habe ich 2004 bei meinen Eritrea-

---

95 ECKER (1866–67)
96 SENN (1931)

Einsätzen kennen gelernt: für Typhuserreger und andere Infektionskrankheiten ein ideales Reservoir.

Bilharz' wichtige Entdeckung geriet in Ägypten zunächst wieder in Vergessenheit, sein *Distomum haematobium* blieb jedoch für deutsche Helminthologen ein interessantes Exoticum. Virchow besuchte 1888 Ägypten und kam auch nach Kairo, um dort die Standorte der *Bilharzia* und ihrer Übertragungswege untersuchen zu lassen, da *Distomum* in Ägypten zweifellos »abundant« sei.[97]

Aber erst mit der zunehmenden Kolonialisierung Afrikas wurde der Parasit mehr und mehr auch für Europäer als Krankheitserreger bedeutend.

8. Von der *Bilharzia* zum *Schistsosoma*

Bilharz hatte den Wurm entdeckt und als ersten Pärchenegel beschrieben, ebenso die Eier und die Folgen des Befalls. Ursprünglich wollte er die Art »Haematobium dispar« nennen, war aber dann Siebolds Vorschlag gefolgt und hatte sich für »Distomum haematobium« entschieden. Sein Freund in Ägypten, Heinrich Meckel von Hemsbach, der sich insbesondere für die Konkrementbildungen im Wirbeltierorganismus interessierte und deshalb auch die Blasensteine untersuchte, führte in einer eigenen Veröffentlichung 1856[98] den Namen »*Bilharzia haematobia*« zur Erinnerung an den Entdecker ein; als Bilharziose wurde die Krankheit später weltbekannt. Bei den Zoologen indes geriet das mehr medizinisch ausgerichtete Werk in Vergessenheit.

Im Jahre 1857 entdeckte der englische Helminthologe Thomas Spencer Cobbold (1828–1886)[99] einen getrenntgeschlechtlichen Trematoden in der Portalvene eines Affen, der im Londoner Zoo verstorben war, er nannte ihn 1858 *Bilharzia magna*, da er zwar *B. haematobia* ähnlich,

---

97 Virchow (1888) S. 1030f
98 Meckel von Hemsbach (1856)
99 Dozent der Botanik, Zoologie und Vergleichenden Anatomie in London

aber etwas größer erschien. Er und RUDOLF LEUCKART (1823–1898)[100] stellten jedoch bald fest, dass es doch eine typische BILHARZ-Trematode war. Im gleichen Jahr bezeichnete DAVID FRIEDRICH WEINLAND (1829–1915)[101] in einer Liste aller humanpathogenen Entozoen das *Distomum haematobium* erstmals als *Schistosoma haematobium,* um die getrenntgeschlechtlich lebende Art von den übrigen Distomen als eigenes Genus zu führen. Diese Liste erschien jedoch einige Monate vor COBBOLDS Publikation, sodass die Priorität des Namens *Schistosoma haematobium* an WEINLAND fiel. Andere Zoologen kamen mit konkurrierenden Vorschlägen: 1858 in Wien CARL MORITZ DIESING (1800–1867)[102] mit *Gynaecophorus* und 1861 ein Franzose mit *Thecosema.* Dazu schreibt COBBOLD 1872: »The late Dr. CARL MORITZ DIESING of Vienna, Dr. D. F. WEINLAND of Frankfort, and Professor Dr. MOQUIN-TANDON[103] of Paris, severally suggested the titels *Gynaecophorus, Thecosoma, Schistosoma;* but, when it was subsequently found that the title *Bilharzia* had been proposed by myself some six months before DIESING communicated his paper to the Vienna Academy, the choice of several systematics and others fell upon my title, which had the additional advantage of handing down the true discovery's name to posterity […]. In a letter which I received from Dr. WEINLAND (dated September 6th, 1861), that able helminthologists willingly abandoned the claims of *Schistsosoma,* remarking that ›the generic name *Bilharzia* has the preference‹.« [104] Obwohl also WEINLAND sich ebenso wie

---

100 Prof. der Zoologie in Gießen und Leipzig, Begründer der Parasitologie
101 Zoologe und Forschungsreisender, Direktor des Zoologischen Gartens in Frankfurt a. M.
102 Österreichischer Arzt und Naturforscher, Kustos am Hof- und Naturalienkabinett in Wien
103 ALFRED MOQUIN-TANDON (1804–1863) (Pseudonym: ALFRED FRÉDOL), französischer Zoologe und Botaniker; von 1838 bis 1852 Professor für Botanik und zugleich Direktor des Botanischen Gartens (ab 1834) in Toulouse; ab 1853 als Lehrer der Naturgeschichte und später als Direktor des Jardin des Plantes in Paris tätig
104 COBBOLD (1872)

andere Zoologen in der folgenden Diskussion für *Bilharzia haematobia* aussprachen, wurde seiner *Schistsosoma* - Nennung in Unkenntnis der Arbeit MECKEL VON HEMSBACHS 1905 offiziell die Priorität zugesprochen: *Bilharzia* wurde durch *Schistosoma* ersetzt.[105] Beide Bezeichnungen wurden lange nebeneinander benutzt. Obgleich, vor allem Mediziner, auch weiterhin von »*Bilharzia*« sprachen und diese Nennung befürworteten, bestätigte nach dem ersten Weltkrieg 1922 eine Tagung der zoologischen Nomenklaturkommission den Namen »*Schistosoma*« erneut. Gegen den Antrag englischer und deutscher Teilnehmer wurde diese Bezeichnung nach dem Zweiten Weltkrieg erneut festgelegt. HANS SCHADEWALDT (1923–2009), ehemaliger Ordinarius für Geschichte der Medizin in Düsseldorf, wies 1963 noch einmal darauf hin, dass der Name *Bilharzia* nach den internationalen Nomenklaturregeln Priorität zukomme.[106] Heute hat sich in der angloamerikanischen Literatur und in Asien der Gattungsname *Schistosoma* für den Parasiten und Schistosomiasis für die Krankheit durchgesetzt. In Afrika spricht man hingegen immer noch von *Bilharzia* und Bilharziose. Im deutschen Text der WHO ist angemerkt: »Schistosomiasis oder Bilharzia genannt«.

9. Japan: »Oriental Schistosomiasis«

Wie wichtig die Entdeckung der Bilharzia für Japan und seine Bewohner war, soll im folgenden Abschnitt behandelt werden. Die erfolgreichen Beobachtungen der Japaner sowie die Theorien und Versuche englischer, deutscher und anderer Wissenschaftler werden zeigen, wie problematisch und umkämpft die Entdeckung des vollständigen Entwicklungszyklus dieses Parasiten war. Vorausgeschickt sei die Tatsache, dass die Eier von *S. japonicum* sich von den beiden anderen Schistosomen, *S. haematobium* und *S. mansoni*, durch einen kleinen seitlichen Sporn unterscheiden, der nicht immer gut zu erkennen ist.

---

105 ENIGK (1986), S. 99
106 ENIGK (1986), S. 100

In einigen Provinzen Japans war in der Landbevölkerung eine zum Tode führende Erkrankung bekannt, die mit Ödemen, Ascites, Anämie, Diarrhoe und Leber- und Milzvergrößerung einherging und für die es keine Erklärung, geschweige denn eine Therapie gab. Der japanische Arzt DAIJIRO (YOSHINAO) FUJII (1818–1895) hatte 1847 einen Bericht über seine Reise nach Katayama veröffentlicht, der aber offenbar erst 1909 ins Englische übersetzt wurde. Darin beschreibt er, wie die Reisbauern, die sich im Wasser aufhalten, einen extrem juckenden Ausschlag an den Beinen entwickeln: »A great number of people became infected [...] even the cattle and the horses were not immune. The clinical manifestations in severe cases – pallor, sunken yellow faces, night sweats with muscle wasting, a rapid and feeble pulse – were similar to those of consumption. Some people had watery diarrhoea and some had tenesmus. Other had a bloody or mucoid diarrhoea. Later wasting of the extremeties occur and the abdomen became swollen, like a drum. Below the breast the abdominal veins werde dilated and the umbilicus herniated outwards. In advanced cases, the abdominal skin became shiny, even reflective; anasarca usually ensued and the patient died. I examined these patients, but did not know what type of disease it was [...]. If the disease is severe, even the young adult can not escape death [...]. About 30 people and more than 10 cattle died of the disease.«[107]

Dies ist die erste Beschreibung der Cercariendermatitis und der späteren viszeralen Manifestation durch *S. japonicum*. Der Erreger war noch unbekannt, vielmehr glaubte die Bevölkerung des Dorfes Katayama, dass die Krankheit von einem versunkenen Schiff vor der Küste herrühre, dessen Ladung mit japanischem Lack das Wasser verunreinige.[108]

---

107 FUJII (1847/1909). In: KEAN; MOTT; RUSSELL Bd. 2, (1978), S. 513f
108 JORDAN (2000), S. 9–40

Tokuho (Naganori) Majima fand 1888 bei der Sektion eines an der »Katayamakrankheit« verstorbenen Mannes einen Ascites von 4 Litern, die Milz 4–5fach vergrößert, und die geschrumpfte Leber hatte viele kleine Knötchen im verdickten Bindegewebe: »Between these nodules there were deep fissures which divide the surface of the liver into many sections. Glisson's capsule was hard, thickened, and white. When the liver was cut open, it was hard and made a creaking (or rasping) sound. On the surface of the incision, as on the liver surface, small granular-like areas were observed among the thickened connective tissue. The scars consisted of completely contracted connective tissue.« Über die mikroskopische Untersuchung dieser Leberbereiche schreibt er: »It was found most surprisingly and unexpectedly that with the thickened interlobular tissue there were countless parasite eggs, and these were located only in the connective tissue, not one was observed in the lobules […] these eggs were oval […] in shape.« Sporn oder Stachel beschreibt und zeichnet er nicht. Manchmal seien die Eier in rosettenförmigen Haufen angeordnet, die dann die Gefäße blockieren, um andere Eier seien oft Rundzellinfiltrate zu sehen.[109] Dieses Bild wird sich ein Arzt ins Gedächtnis rufen, wenn er z. B. auf Mindanao eine fortgeschrittene Leber-Schistosomiasis mit Ultraschall untersucht.

Der japanische Arzt wunderte sich, suchte in Gallengängen und in der Pfortader nach Würmern, konnte sie aber nicht finden. Weshalb er den Fall dennoch veröffentlichte, begründete er so: »I have set down my experience in the hope that in a parasite-ridden country like Japan a summery of the microscopic observations and clinical record might be useful to students in the future«.

Diese Beobachtung war den Europäern zunächst nicht zugänglich, jedoch gelangte umgekehrt europäische Fachliteratur nach Japan. Viele Japaner studierten gegen Ende des 19. Jahrhunderts Medizin in Deutschland, nachdem Kaiser Meiji (Regierungszeit 1868–1912) sein

---

109 Majima (1888). In: Kean; Mott; Russell Bd. 2, (1978), S. 514–517

Land geöffnet hatte. Daher wurden in der Folgezeit ähnliche Eier von japanischen Forschern in verschiedenen Organen gefunden, besonders aber in der Leber, vor allem bei Patienten, die an der Katayama-Krankheit verstorben waren. Man vermutete schon, dass die Eier und ein noch nicht entdeckter Wurm die Krankheit verursachen, aber erst 1902 fand KENJI KAWANISHI (KASAI) (1868–1927)[110] die Eier auch im Stuhl eines Patienten aus Katayama: »These are probably the eggs of a type of distoma which parasites the liver.«[111]

FUJIRO KATSURADA (1867–1946), der in Freiburg promoviert worden war und viele deutsche Universitäten besucht hatte[112], untersuchte 1904 zwölf Patienten mit Lebercirrhose-Syndrom, bei fünf Patienten konnte er Wurmeier im Stuhl nachweisen. Er überprüfte daraufhin noch einmal alle bisher bekannten Wurmeier und fand sie dem Bilharzia-Ei am ähnlichsten. Wenn auch der typische hintere Stachel fehlte, so war doch das geschlüpfte Miracidium in Form und Beweglichkeit fast gleich. Seine Schlussfolgerung: »The egg which I discovered and that of Bilharzia haematobia are similar, but not exactly the same«. Der kleine Seitenstachel war von ihm ebenfalls noch nicht gesehen worden, aber er hatte das etwas kleinere und rundlich-ovale Ei von *S. japonicum* als eine mögliche *Bilharzia* erkannt.

In einer kranken, jungen Katze mit geblähtem Abdomen fand er kurz darauf 32 typische Pärchenegel mit ganz ähnlichen Eiern, wobei letztere in relativ neuen Granulationsherden der Leber eingelagert waren. Damit hatte er endlich den zu den Eiern gehörigen Wurm entdeckt. KATSURADA schrieb, dass er den Parasiten *Schistosoma haematobium japonicum* nennen möchte. Es bestehe zur Zeit kein Zweifel

---

110 Japanischer Militärarzt und Krankenhausdirektor
111 KAWANISHI (1904), in: KEAN; MOTT; RUSSELL Bd. 2, (1978), S. 527–529
112 OLPP (1932), S. 190f; – Seit der Öffnung Japans unter Kaiser MEIJI besuchten zahlreiche japanische Naturwissenschaftler westeuropäische Universitäten.

daran, dass diese Parasiten die Ursache der schrecklichen endemischen Krankheit seien.[113] (s. Abb. 12)

Fast fünfzig Jahre nach BILHARZ' Entdeckung waren nun auch in Japan die Pärchenegel und ihre Eier als Ursache einer schweren Krankheit erkannt, die in bestimmten Regionen des Landes verbreitet war. Wie die Parasiten in den Körper des Menschen gelangten, war aber noch immer unbekannt.

Im Gegensatz zu den in Ägypten forschenden Engländern und Deutschen hat-

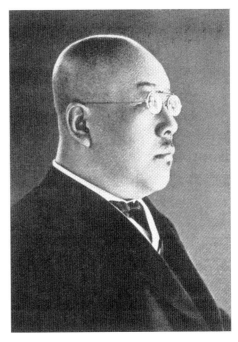

Abb: 12 FUJIRO KATSURADA

ten die Japaner den Vorteil, dass ihre Schistosomenart auch in Haustieren vorkam. Damit wurden Tierversuche sinnvoll: KAN FUJINAMI (1870–1934)[114] von der Universität Tokyo, der ebenfalls zoologische Erfahrungen in Deutschland gesammelt hatte, plante daher mit seinem Assistenten HACHITARO NAKAMURA (geb. 1881)[115] einen Versuch mit Kälbern im Katayama-Distrikt:

Einige Versuchstiere wurden nur mit abgekochter Nahrung gefüttert, standen aber täglich für einige Stunden im Wasser eines Reisfeldes; andere bekamen wasserdichte »Beinkleider«; wiederum andere durften

---

113 KATSURADA (1904). In: KEAN; MOTT; RUSSELL Bd. 2, (1978), S. 518–521
114 Auch AKIRA FUJINAMI genannt; studierte vier Jahre lang Pathologie in Deutschland, von 1899 bis 1930 war er als Prof. der Pathologie an der Kaiserlichen Universität Tokyo tätig
115 NAKAMURA war nach der medizinischen Promotion an der Kyoto Universität Assistent in der dortigen Pathologie, später Professor der Pathologie an der Kanazawa Universität

aus einem Bewässerungskanal trinken, ohne sich in ihm aufzuhalten; eine Kuh blieb im Stall, eine andere durfte frei im Reisfeld umherlaufen und trinken. Alle wurden nach wenigen Wochen auf Schistosomen untersucht. Wie sah das Ergebnis aus? Kälber ohne Beinschutz im Wasser waren mit *S. haematobium japonicum* in der Pfortader befallen. Kontrolluntersuchungen mit Hunden brachten vergleichbare Ergebnisse. Die beiden Japaner folgerten: »Es genügt, ein Bein für mehrere Stunden ins Wasser zu stellen, um die Invasion des krankheitsverursachenden Wurmes zu stimulieren«.[116]

Nachdem die Infektion offenbar durch die ungeschützte Haut erfolgte, wollte YONEJI MIYAGAWA (1885–1959)[117] genauer wissen, was danach in der Haut geschieht. Infizierten Hunden und Kaninchen nahm er in bestimmten Abständen Blut ab, wobei er feststellte, dass die invasive Form des Parasiten im Vergleich mit den bekannten Miracidien deutliche Unterschiede zeigte: sie seien oval geformt und die Organe würden sich bereits differenzieren. Die gleichen Stadien konnte er auch in der Haut der Versuchstiere nachweisen, weshalb er annahm, dass diese invasive Form direkt oder entlang der Haarfollikel ins Blutgefäßsystem, möglicherweise auch über Lymphbahnen und dann über den Blutkreislauf in die Portalvene gelangen. »On comparing the youngest described worms with the miracidia originating from eggs, I found a considerable difference. I assume, therefore, that *S. japonicum* very probably has an intermediate host«[118]. Hier wird in Japan für die Schistosomiasis erstmals ein Zwischenwirt postuliert und die heute Schistosomulum genannte Larvenform des Pärchenegels beobachtet.

---

116 FUJINAMI (1909). In: KEAN; MOTT; RUSSELL Bd. 2, (1978), S. 531–537
117 Japanischer Arzt in Tokyo, seit 1927 Prof. der Medizin an der Univ. Tokyo
118 MIYAGAWA (1912); – englische Übersetzung unter dem Titel «On the route of migration of the Schistosoma japonicum from the skin to the portal system and the structure of the youngest worms at the time of skin penetration. In: KEAN; MOTT; RUSSELL Bd. 2, (1978), S. 537-539

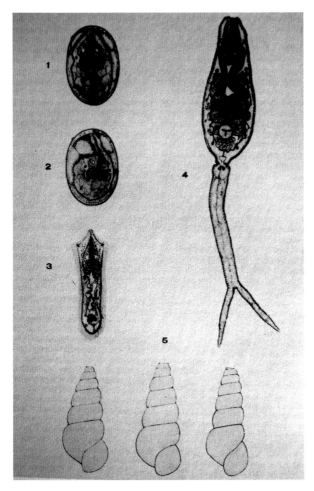

Abb. 13 Zeichnung von MASATSUGU SUZUKI, **1** und **2** *S. japonicum* Ei mit Wimperlarve, **3** freies *Miracidium*, **4** Gabelschwanzzerkarie von *S. japonicum*, **5** Gehäuse der entsprechenden Wasserschnecke, heute *Oncomelania hupensis*

Im Jahre 1913 gelang es den beiden Japanern MASATSUGU SUZUKI (geb. 1884)[119] und KEINOSUKE MIYAIRI (1865–1949)[120], Schnecken aus

---

119 Japanischer Chirurg
120 Japanischer Arzt, Gastaufenthalt 1902 bis 1904 in Deutschland, anschließend Prof. der Hygiene an der Kaiserlichen Universität in Kyoto

S. japonica-Endemiegebieten künstlich mit Miracidien zu infizieren und zu beobachten, wie sie sich dort zu Sporocysten entwickeln, aus denen Cercarien frei werden. Charakteristisch war ihr großer, gegabelter Schwanz (s. Abb 13). Sie schreiben enthusiastisch: »The way a fresh miracidium rushes up to its host can be compared to that of a hungry tiger coming out of his cage to hunt for something to eat […]. The miracidium makes his head sucker as thin as possible, pushes it between the snails epidermal cells, and stretches his cylindrical body as long as possible. With a jerk it pulls itself together so that the base of the inserted proboscis cone (Mundpartie, AN) and the epidermal slit becomes wider. Repeated efforts, alternate stretching and contraction of the body, push the cone further and further inside.« Etwa sieben Wochen nach Eindringen der Miracidien wurden Cercarien freigesetzt. Es gelang den beiden Japanern auch, die Cercarien auf Mäuse zu übertragen, in denen sie drei Wochen später zu adulten Schistosomen herangewachsen waren.[121] Die Bestimmung der Schnecken führten Spezialisten aus. Sie hatten Schnecken mit kleinem, steilem Gehäuse als Zwischenwirt entdeckt.

Zusammenfassend kann man sagen: Nachdem 1902 in Japan erstmals Haematobieneier auch im Stuhl eines Katayama-Patienten und der zugehörige Parasit gefunden worden waren – hier verlief die Entdeckung umgekehrt im Vergleich zu BILHARZ –, konnten die Japaner mit einer Fülle von Tierversuchen bis 1913 den kompletten Entwicklungszyklus des *S. haematobium japonicum* aufklären. Sie hatten das Eindringen der Miracidien in Schnecken als Zwischenwirte, die Bildung von Sporocysten und Gabelschwanzcercarien beobachtet, die aktiv durch die Haut in die Versuchstiere eindrangen. Auch die Hautform des Schistosomulum, das Wachstum und der Weg in die Portalvenen waren durch stufenweise Blutentnahmen erkannt worden.

---

121 GROVE (1990), S. 271f

10. Ägypten und Schwarzafrika

Hier trafen Beobachtungen der Europäer im nördlichen Ägypten mit denjenigen im südlichen Afrika aufeinander. Zuletzt ging es um die Frage, ob es in Afrika nur eine einzige Schistosomenart gibt, nämlich *Schistosoma haematobium* mit gelegentlich seitlich bestachelten Eiern, oder zwei Arten: *S. haematobium* mit einem Stachel am hinteren Eipol und eine zweite, vorerst postulierte Species *S. mansoni* mit dem lateralen Eistachel. Dieser Auseinandersetzung waren folgende Untersuchungen und Ereignisse vorausgegangen:

BILHARZ' Entdeckung war in Ägypten zunächst in Vergessenheit geraten, weil die Medizinschule von Kairo aus politischen Gründen mehr und mehr verfiel.[122] Als der Italiener PROSPERO SONSINO (1835–1901)[123] die Bilharzia-Egel in Ägypten fand, glaubte man zuerst an eine Neuentdeckung. Schließlich erinnerten sich doch einige Ägypter, die in Deutschland studiert hatten, an BILHARZ und das von ihm entdeckte *Distomum haematobium*, zumal sich die endemische Hämaturie und Dysenterie weiter ausbreiteten. 1882 hatten die Engländer in Ägypten die Macht übernommen, nachdem der 1869 eröffnete Suezkanal für sie das wichtige Tor zur Kronkolonie Indien geworden war. In Ägypten schufen sie für den Anbau der Baumwolle mit weiteren Staudämmen und Kanälen ausgedehnte Bewässerungsanlagen. Das größte Bauwerk war der schon 1902 fertiggestellte Assuanstaudamm. Die damit geschaffene Dauerbeflutung großer Gebiete schränkte nicht nur die Anbauflächen der Fellachen ein, sondern auch die Zahl der Bilharziosekranken nahm erheblich zu. Mit kranken Baumwollarbeitern kann man keine guten Erträge erzielen (s. Abb. 14). Außerdem bedrohte die Krankheit die englischen Soldaten, sie wurde ein militärischer Faktor.

---

122 KOLTA (1976) zitiert auf S.171 einen Bericht von 1901 «Die Situation in Quasr- el-Aini war unbeschreiblich. Mauerrisse in den Krankensälen dienten als Nester lebender Schlangen. Sämtliche Schlafräume waren voll von Ungeziefer […] Der Gestank der Latrinen war unbeschreiblich […]»

123 Italienisch-tunesischer Arzt und Dozent der Parasitologie an der Universität Pisa

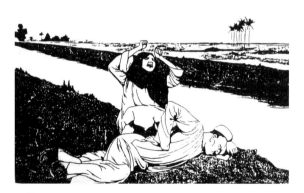
Abb. 14 Ägyptischer Fellache, an Nierenkolik leidend, Zeichnung 1924

Im eigenen Interesse nahmen sich die Engländer der Kairoer Medizinschule an, und englische Ärzte wurden angestellt. Auch andere Europäer begannen sich für das wenig erkundete Land zu interessieren. So auch der Deutsche ARTHUR LOOSS (1861–1923)[124] aus Leipzig, der 1894 kam und zwanzig Jahre lang blieb (Abb. 15). Als Helminthologe war er bald international anerkannt, denn 1896 hatte er die percutane Infektion des verbreiteten Hakenwurms entdeckt[125].

Ähnlich wie bei *Fasciola hepatica* und anderen Trematoden dachte man auch bei *Bilharzia* inzwischen an die Existenz eines Zwischenwirtes; aber die Experimente SONSINOS, Schnecken, Süßwasserkrebschen, Wasserinsekten oder Fische mit Wimperlarven aus Bilharziaeiern zu infizieren (1887), waren nicht überzeugend. Er hatte die Miracidien aus Eiern gewonnen, die mit dem Urin eines an Hämaturie leidenden Patienten ausgeschieden wurden. Zunächst glaubte SONSINO zwar, verschiedene Zwischenwirte gefunden zu haben und gab sich als Entdecker des Entwicklungszyklus von *Bilharzia haematobia* aus, musste dies jedoch später widerrufen[126]. Gleichwohl darf man ihn als Wiederentdecker der Bilharziose in Ägypten bezeichnen. Auch ARTHUR

---
124 Zoologe, Prof. für Biologie und Parasitologie an der Medizinschule in Kairo
125 LOOSS (1896/1898)
126 SONSINO (1893)

Looss konnte die Versuche Sonsinos nicht bestätigen. Er hatte aber die Arbeiten englischer Ärzte aus südlicheren Ländern Afrikas zur Kenntnis genommen: Die Medical Officers R. F. Castle und B. C. Camb hatten 1891 aus Sansibar und dem ostafrikanischen Usambara-District, heute Tanzania, berichtet, dass die Hämaturie dort sehr häufig sei und durch Bilharziaeier im Urin hervorgerufen werde. Meistens seien junge Männer unter 30 Jahren betroffen, alle würden Wasser aus kleinen Flüssen trinken, in denen sich frei schwimmende Miracidien fanden. Da die Europäer ihr Trinkwasser abkochten, wären sie logischerweise auch nicht von der Bilharzia betroffen.[127] Sie nahmen damit an, dass die Infektion durch verseuchtes Wasser erfolgen müsse.

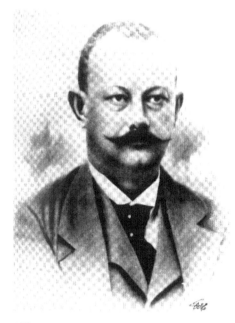

Abb. 15 Arthur Looss. Zeitgenössische Fotografie

Der englische Arzt George Sandison Brock (1858–1922)[128] beschreibt die Eier von *Bilharzia haematobia* sehr ausführlich, die er reichlich im Urin seiner Patienten fand. Alle hatten ausnahmslos einen endständigen Sporn (s. Abb. 16). Das Schlüpfen der Wimperlarve im Wasser sei temperaturabhängig, erfolge innerhalb der ersten beiden Tage, könne aber auch länger dauern. Allerdings sei es auch Sonsino, Cobbold und anderen nicht gelungen, die Larven länger am Leben zu

---

127 Castle, Camb (1891), S. 931–932
128 Arzt und Chirurg in Edinburgh, Rustenburg/Transvaal sowie in Rom

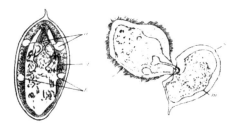

Abb. 16 Miracidium von *S. haematobium*, rückwärts aus der Eikapsel schlüpfend

erhalten. BROCK wollte nicht ausschließen, dass sich die Larven encystieren und vermutete einen oder mehrere Zwischenwirte, bevor sie ihre Entwicklung im Menschen vollenden[129]. In einer zweiten, ausführlicheren Arbeit stellte BROCK alle bisherigen Kenntnisse und Theorien zusammen und betonte, die meisten Forscher seien der Ansicht, dass die Wimperlarven auf oralem Wege in den Menschen gelangten. COBBOLD und SONSINO hatten ebenfalls einen aquatischen Zwischenwirt postuliert, da die Wimpern und die beobachteten Schwimmbewegungen dies nahe legten, zumal Redien und Cercarien anderer Trematoden schon in Mollusken beobachtet wurden. Aber alle ihre diesbezüglichen Tierversuche waren fehlgeschlagen.

Derweil dachte in London der Engländer JOHN HARLEY (1833–1921)[130] ebenfalls an die Existenz eines Mollusken als Zwischenwirt, konnte es aber nicht beweisen. Im Untersuchungsmaterial eines Kollegen aus Südafrika am Cap der guten Hoffnung glaubte er wegen eines lateral gelegenen Eisporns eine neue Species gefunden zu haben, die er *Distomum capense*[131] nannte. Ein anderer Engländer, JAMES F. ALLEN, hatte die Beobachtungen seines Kollegen in Südafrika, DR. RUBIDGE, zitiert, dass der Mensch sich am ehesten durch Baden in afrikanischen Flüssen und Tümpeln infiziere.[132] Dieser vermute, dass die Infektion über die Urethra erfolge, denn manche der Eingeborenen trügen einen Penisschutz, wenn sie Flüsse durchwaten. BROCK selbst war auch davon überzeugt, dass der Körperkontakt mit afrikanischen Gewässern die

---

129 BROCK (1893a), S. 622–625
130 Arzt in London und Direktor der Medizinschule in Kairo
131 HARLEY (1864)
132 GROVE (1990), S. 195

Infektionsquelle darstellt, da er die endemische Hämaturie als eine Art Kinderkrankheit fast ausschließlich bei Jugendlichen fand, die viel im Wasser toben. Mädchen seien hingegen kaum befallen, obwohl sie ebenfalls unreines Wasser trinken, jedoch kaum im Freien badeten. Auch europäische Neuankömmlinge würden sehr bald die bekannten Symptome zeigen, wenn sie öfter badeten; andere, die nicht im Freien badeten, blieben gesund. Auch juckende Ausschläge, die bald nach dem Baden auftreten, hatte BROCK beobachten können. Eine Übertragung von Mensch zu Mensch z. B. zwischen Eheleuten, habe er in keinem Fall festgestellt. Es folgt noch einmal eine genaue Beschreibung der Eier mit endständigem Sporn, hinzugefügt ist eine weniger detaillierte Morphologie der adulten Würmer und ihrer Aufenthalte im Gefäßsystem. Eine Wanderung durch haemorrhoidale Anastomosen zwischen portalem und systemischen Kreislauf sei möglich, da man die Pärchenegel ja auch gelegentlich im großen Kreislauf gefunden habe. GRIESINGER hätte schon Eier in der Lunge und sogar einmal im linken Herzen gesehen.[133] Ebenso zitiert er MACKIE, der 1885 zahlreiche kleine Lungenfibrome mit zentralen Bilharziaeiern beobachtet hatte.[134]

Man kann also sagen, dass die Diskussion und Theoriebildung über den Befall mit *Schistosoma haematobium* um die Jahrhundertwende bei europäischen Zoologen und Ärzten wieder voll in Gang gekommen war.

Auf die BROCKschen Arbeiten erwidert LOOSS 1894, dass er eine Autoinfektion für sehr wahrscheinlich halte, indem die geschlüpfte Wimperlarve den Ausscheider von Eiern erneut infiziere und sich in dessen Pfortader zum adulten Wurm entwickle. Gelegenheiten dazu seien im Wasser genügend gegeben. Er fügt hinzu: «In letzter Instanz bilden ja nicht eigentlich die Würmer, sondern die Eier die Ursache der Krankheit. Sowie diese einmal abgelegt und in die Gewebe übergeführt,

---

[133] BROCK (1893b), S. 52–74
[134] BROCK (1893b)

ist das Unglück geschehen«, und eine Therapie sei recht schwierig. Indes sei es ungemein wichtig, »dass die an Hämaturie Leidenden niemals ihren Urin an das Wasser abgeben«. Er wirft BROCK vor, sich als praktischer Arzt auf das fremde Terrain der Zoologie begeben zu haben, wovon er offenbar keine Ahnung habe (sic!). Seine Wurmeier seien auch größer als die ägyptischen – vorausgesetzt, BROCK habe richtig gemessen, Übereinstimmung sei aber insofern gegeben, als alle Eier aus dem Urin einen endständigen Sporn tragen. Wie BROCK hält er das Baden für einen ätiologischen Faktor.

Seine eigenen Experimente hatten LOOSS zu der Überzeugung geführt, »daß einmal der Embryo selbst das Infektionsmaterial abgebe, und dass ferner ein Eindringen in den Menschen nicht anders als durch direkte Einwanderung durch die Haut geschehen könne [...]. Leider ist es mir nun bis jetzt noch nicht geglückt, den positiven Nachweis für meine Behauptung zu erbringen«. LOOSS beschreibt, wie er auch zunächst in der Annahme verharrte, »daß der aus der Eischale befreite Embryo nach Art der übrigen Distomenembryonen in einen Zwischenwirt aus der Klasse der Weichtiere eindringe«. Zu diesem Zweck wiederholte er die Experimente von SONSINO und COBBOLD, sammelte auf mehrtägigen Exkursionen Schnecken in Endemiegebieten, konnte sie aber weder mit Miracidien infizieren, noch in den von ihm gesammelten Schnecken die gesuchten Cercarien nachweisen, »welche auch nur mit einiger Wahrscheinlichkeit auf die *Bilharzia* hätten bezogen werden können. Namentlich die letzteren Erfahrungen sind es, welche mich veranlassen, die Mollusken definitiv als Zwischenwirte für unseren Wurm außer Rechnung zu setzen.« Denn falls eine Cercarie der *Bilharzia* im Freien existierte, »müsste man sie daselbst sicher und auch häufig finden. Und das um so mehr, als die Mollusken der Nilwässer ungemein häufig Cercarien beherbergen: 50–60 Proc. zeigen sich fast überall infiziert, an manchen Orten aber erwiesen sich von 100 untersuchten nur 2 frei von Parasiten [...]. Nicht glücklicher verliefen, nachdem auch Crustaceen und Insektenlarven als mutmaßliche

Zwischenträger des Wurmes hatten von der Liste gestrichen werden müssen, entsprechende Versuche mit kleinen Würmern und Fischen.« Und er scheint ganz enttäuscht, denn: »Die frei schwimmenden Embryonen nehmen nicht die geringste Notiz von den in ihrer Umgebung aufhältlichen Larven und ebenso wenig erwiesen sie sich bei späterer Untersuchung in dieselben eingedrungen.« Und so folgert er, »dass die Übertragung der Embryonen mithilfe eines Zwischenträgers aus der Klasse der niederen Tiere nicht vor sich gehen könne.«[135]

Es erscheint hier fast unglaubhaft oder zumindest verwunderlich, dass Looss bei den so stark infizierten Nilschnecken keine Bilharziacercarien fand. War die von den Japanern beschriebene typische Form mit dem großen Gabelschwanz den Forschern in Afrika bekannt? Oder hat Looss die Unterscheidung auf andere Weise getroffen? Er schreibt dazu leider nichts und erwähnt auch die Arbeiten der Japaner nicht. Die spätere Beobachtung ROBERT THOMSON LEIPERS (1881–1969)[136], dass Bilharziacercarien keinen Pharynx haben, lässt vermuten, dass Looss versuchte, die Cercarien nach anatomischen Unterschieden und der beginnenden Ähnlichkeit mit adulten Würmern zu differenzieren.

Unter Hinweis auf die vergeblichen Versuche COBBOLDS, Affen mit reichlich miracidienhaltigem Wasser zu infizieren, unternimmt LOOSS den weiterführenden Versuch, frische Wimperlarven der Magenschleimhaut bzw. dem Magensaft eines getöteten Affen auszusetzen: »es stellte sich dabei heraus, dass die jungen Würmer die Einwirkung desselben selbst bei Gegenwart von relativ viel Wasser n i c h t vertragen konnten, sondern alsbald abstarben, während die nicht mit der Schleimhaut in Berührung gebrachten noch lange am Leben blieben. So blieb mir zuletzt nur noch ein Ausweg übrig in der Annahme der

---

135 Looss (1894)
136 Helminthologe in London

Möglichkeit, dass schließlich die Parasiten direkt durch die Haut ihres späteren Wirtes in das Innere desselben eindrängen.«

Da Looss von der Penetration der Miracidien durch die Haut ausgeht, beendet er seine Darstellung folgerichtig: »Was aber die rein praktische Sache anbelangt, so ist, wie oben bereits erwähnt, auch jetzt schon, ohne dass wir die Lebensgeschichte des Parasiten in extenso kennen, eine rationelle Prophylaxis für die Bilharziakrankheit möglich. Diese besteht darin, den von den Kranken ausgestreuten Wurmeiern die Möglichkeit einer weiteren Entwicklung abzuschneiden, dadurch, dass man sie von jeder Berührung mit Wasser und besonders dem Wasser der offenen Gräben und Kanäle peinlichst fernhält.«[137]

Den Europäern war vor den Japanern klar geworden, dass natürliche Gewässer in Afrika die Infektionsquelle für die Bilharziose sind. Looss hielt die aus den Eiern geschlüpften Miracidien für das infektiöse Agens, womit der Mensch sich selbst im Wasser infiziere. Er hatte nach vielen aufwändigen Tierversuchen sowie der Untersuchung zahlreicher Nilschnecken die Erkenntnis gewonnen, dass trotz der vielen mit Cercarien infizierten Schnecken diese kein Zwischenwirt waren und eine orale Infektion mit Wimperlarven wegen des tödlichen Magensafts auch nicht in Frage komme. Diese Theorie blieb jedoch umstritten.

Ungeklärt blieb auch das unterschiedliche Aussehen der Eier, die schon bei BILHARZ Irritationen auslöste.

In einer eigenen Monographie von 1895 schildert Looss, inzwischen aus Alexandria, seine verbesserte Präparationstechnik und eine spezielle Methode der Gewinnung von Schnittpräparaten in Alkohol konservierter Trematoden. Es schien also kein technisches Problem mehr zu sein, die kleine, fadenförmige *Bilharzia* genau zu studieren: Größe und Körperform, Saugnäpfe, Muskulatur, Haut, Parenchym, Darm, Nervensystem, Excretionsapparat und Geschlechtsorgane. Er

---
137 Looss (1894)

beobachtet, dass die lebenden männlichen und weiblichen Tiere immer an der Stelle eng zusammen haften, wo die beiderseitigen Genitalöffnungen gelegen sind, direkt hinter dem Bauchnapf. »Das Weibchen ist auf diese Weise jederzeit in die Lage versetzt, durch geringe Contraction seines Vorderkörpers, seine Genitalöffnung in die Höhe der männlichen zu bringen; durch kräftige Schließung des Canalis gynaecophorus wird es dann von dem Männchen gegen seine Bauchwand und die Genitalöffnung gepresst, und einem Überfliessen von Spermamassen [...] steht dann kein Hindernis mehr im Wege.« Zu den Eiern, die durch das Sekret spezieller Schalendrüsen umgeben werden, schreibt LOOSS: »Von den früheren Autoren sind mehrfach Versuche gemacht worden, die beiden so charakteristisch verschiedenen Formen der Eier, die mit End- und die mit Seitenstachel versehen, auf die Form – oder Contractionsverhältnisse des Ootyps zurückzuführen«. Er zitiert hier auch BILHARZ, »der schon beobachtet hatte, dass beide sehr oft nebeneinander in demselben Weibchen gefunden werden«. Hier hat LOOSS falsch zitiert, denn BILHARZ hat dies nur ein einziges Mal gesehen.

LOOSS kommt zu der Auffassung, dass für die verschiedene Eistachelform »nur die jeweilige Lage, die eben das Ei zur Zeit seiner Bildung im Ootyp einnimmt, maßgebend ist für die Lagerung des Stachels am fertigen Ei. Unter normalen Verhältnissen wird sich dasselbe, wie leicht einzusehen ist, mit seiner Längsaxe in der Längsaxe des Ootyps orientieren; es füllt auch bei seiner Größe den Innenraum desselben ziemlich vollständig aus [...]. Sein Hinterende liegt demnach dicht über der Eintrittsstelle des Keimdotterganges, und bei der Umhüllung mit der Schale [...] tritt auch eine kleine Menge von Schalensubstanz in den zusammengezogenen Keimdotterleiter und formt dessen Innenraum ab. Auf diese Weise entsteht dann an dem hinteren Pole des Eies das bekannte, feine Spitzchen der Schalensubstanz. Die Eier mit Seitenstachel liegen nun, wie ich mehrfach gesehen, nicht der Länge nach im Ootyp, sondern schief zu dessen Axe [...]. Sicher bleibt unter allen Umständen, dass nur die Lage, welche das in Bildung begriffene Ei im

Ootyp gerade einnimmt, es ist, welche die verschiedene Lagerung des Eistachels herbeiführt.« Später hat Looss auch eine parthenogenetische Entstehung der Eier mit einem Seitenstachel eingeräumt. Ist das Miracidium erst einmal durch die Haut ins Blut eingedrungen, würden die Larven in die Leber gelangen und dort Sporocysten und Cercarien entwickeln, aus denen Würmer werden. Da es ihm nicht gelungen war, Tiere experimentell mit Miracidien von *S. haematobium* zu infizieren, konnte nur der Mensch der einzige Wirt sein. Nur er konnte mit den Eiern in Urin und Stuhl die Krankheit über das Wasser verbreiten. Theoretisch könne er auf diese Weise die Infektion auch nach Europa einschleppen.[138]

11. Frankreich und Ägypten[139]

Im Vergleich zu den bisherigen eher zoologischen Fragen möchte ich hier noch auf interessante klinische Beobachtungen und Versuche von französischer Seite eingehen, da sie die beginnende medizinische Parasitologie sehr anschaulich und mit präzisen Beobachtungen beleuchten.

Im Jahr 1893 reisten zwei Ärzte aus Lyon nach Alexandria und Kairo, um dort die Bilharziose und ihren Übertragungsweg zu studieren. Nach zwei Monaten kehrten sie zurück und berichteten im folgenden Jahr in Paris über ihre Erfahrungen und eigenen Untersuchungen. Sie hatten sich mit der Erkrankung schon länger beschäftigt, da sie einen Patienten betreuten und als Laborgehilfen einstellten, der sich als Soldat in Tunesien eine Bilharziose zugezogen hatte und an chronischer, schmerzhafter Hämaturie litt. Der Urin dieses Patienten war für LOUIS LORTET (1836–1909)[140] und LOUIS MARETON VIALLETON (1859–1929)[141]

---

138 Looss (1895)
139 LORTET, VIALLETON (1894). Die Ausführungen zum folgenden Abschnitt wurden diesem Buch entnommen
140 Arzt und Prof. der Zoologie an der Universität Lyon
141 Prof. der Histologie in Montpellier

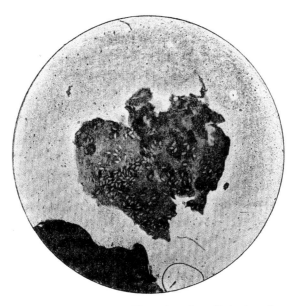

Abb. 17 Bilharziaeier in Blutgerinnsel aus Patientenurin

eine tägliche Quelle für Bilharziaeier, mit denen sie vor und nach ihrer Reise viele, zum Teil recht ungewöhnliche Versuche anstellten.

Zunächst beobachteten sie, dass ihr Patient täglich zwischen 3000 und 4000 Eier ausschied, die oft in kleinere oder größere Blutkoagel eingebettet waren. (s. Abb. 17) Sie seien von brillierendem Weiß und durchsichtig, sodass darin die lebenden Embryonen unter dem Mikroskop deutlich an ihren diskreten Zilienbewegungen zu erkennen waren. Nie sahen sie aber freie Wimperlarven im Urin umherschwimmen oder schlüpfende Miracidien, solange sich die Eier im Urin befanden. Dies hatte BILHARZ nicht in seinen Briefen beschrieben. Verbleiben die Eier im Urin, sterben die Larven ab, die Eier werden erst braun, dann schwarz wie chinesische Tinte. Bringt man sie dagegen in Wasser, beginnt sich der Embryo sehr lebhaft zu bewegen; er kann sich sogar innerhalb der Eihülle drehen, und dann bricht die Eihülle auf und der Larvenkörper drängt sich durch den schmalen Spalt ins Freie, die Larve beginnt sofort lebhaft umher zu schwimmen.

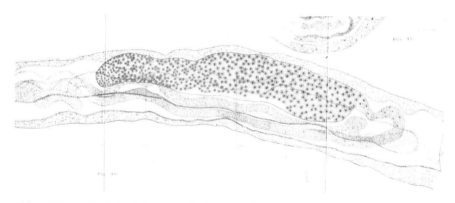

Abb. 18 Une partie de la région post. de BILHARZ. femelle pour montrer le vitellogène et les canaux excréteurs (Hintere Region einer weiblichen Bilharzia mit seinem Dotterstockorgan und den Ausführungsgängen)

Alle mit dem Urin des Patienten ausgeschiedenen Eier waren in gleich gutem Zustand; man habe weder eine fettige Degeneration noch eine Verkalkung beobachtet. Alle Eier samt Embryonen waren gleich alt, unterschiedliche Entwicklungsstufen konnten nicht ausgemacht werden. An frei gewordenen Larven ließen sich keine Teilungsvorgänge beobachten. Sie seien also, wie BILHARZ schon bemerkte, im Mutterleib voll ausgereift (vgl. Abb. 18–20).

Die beiden Ärzte haben nie gesehen, dass sich aus infusorienartigen Embryonen direkt Redien entwickelten oder freigesetzt würden, wie mehrfach behauptet wurde. Sie vermuteten daher, dass die Wimperlarven in einen anderen Wirt einwandern. Vielleicht werde der freie Embryo im Wasser auch von einem anderen Wirtstier verschluckt; aber das sei nur eine Hypothese, weil weitere Stationen des Entwicklungszyklus noch unbekannt seien.

Ihr Patient hatte sich wahrscheinlich vor gut neun Jahren mit Bilharziose infiziert. Wie kommt es zu dieser langen Zeit, obwohl seit mindestens drei Jahren in Lyon keine Reinfektion erfolgen konnte? Die Bilharziose sei also eine langwierige Infektion. Sind die Weibchen so langlebig oder können die Eier über lange Zeit im Gewebe bleiben,

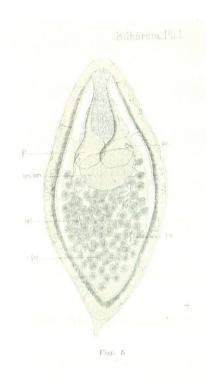 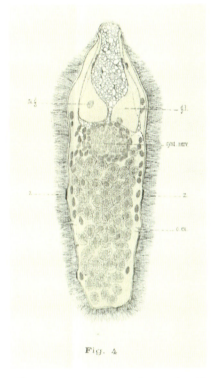

Abb. 19 Oeuf contenant un embryon vivant (Ei, das eine lebende Larve enthält)

Abb. 20 Embryon, vue par la face dorsale (Embryo, von der Dorsalseite betrachtet)

ehe sie in die Blase entleert werden? Auch die Ascarislarven können mindestens fünf bis sechs Jahre in ihren Eihüllen verbleiben, ohne abzusterben.

Oder findet eine Reproduktion dieser Trematoden in den Organen des Menschen beziehungsweise im Blut statt? Das würde jedoch der Lebensweise aller anderen bekannten Trematoden widersprechen. Auch konnten die Autoren niemals in Tierversuchen eine Bilharziose erzeugen, selbst wenn sie die Eier in einer Suspension verschiedenen Tieren intravenös injizierten. Wenn man also keine Autoinfektion annimmt, und keine Vermehrung der Parasiten im menschlichen

Körper, kann die Bilharziose offensichtlich über viele Jahre bestehen, oft mit deutlich akuten Symptomen.

Auch in Kairo wurden ihnen Fälle von über 10-jähriger Dauer der Bilharziose-Krankheit vorgestellt. Auch hier waren die ausgeschiedenen Eier frisch und in bestem Zustand.

Am Hospital Kasr el Ain konnten die beiden Ärzte an zahlreichen Autopsien teilnehmen, reichlich lebende Bilharzien erhalten und erkrankte Organe frisch untersuchen. In Kairo seien 40–50 % aller Männer von Bilharzien befallen, bei den Frauen seien es nur 13 %. Sonsino habe bei Reihenuntersuchungen an Schulkindern zu einem Drittel positive Urinbefunde beschrieben und Robert Koch glaube, dass sich die Bilharziose bei neun von zehn Einwohnern feststellen lasse. Auch in anderen Teilen des afrikanischen Kontinentes werde die Bilharziose beobachtet: im Sudan, im Südwesten der Sahara, an der Goldküste und entlang der östlichen Küste bis zum Kap.

Von den pathologisch anatomischen Befunden in Kairo berichten sie folgendes: Die Blase ist besonders befallen, ihre Schleimhaut ist voll von Eiern, was zu chronischen Entzündungen mit verdickter, rigider werdender Schleimhaut führt, die mit kleinen Blutungen durchsetzt ist. Daraus ergebe sich das erste objektive Symptom der Cystitis: die Hämaturie. Auch Polypen und Harnsteine als Folge der Eiansammlungen haben sie beobachtet. Ähnliche Läsionen wie in der Blase fänden sich auch in den Samenbläschen und im Rectum. Die Ureteren seien insbesondere an der Eintrittsstelle in die Blase betroffen. Die Ureterwand könne sich dadurch so verdicken, dass das Lumen mehr oder weniger eingeengt werde und die Harnleiter sich erweitern, einmal habe der Ureter die Dicke des Dünndarms erreicht, verbunden mit ausgeprägter Hydronephrose. Aber auch im Nierenparenchym selbst haben die beiden Franzosen Bilharziaeier gesehen, die zu interstitieller Nephritis und eventuell sogar zu Nierensteinen führen können. Hydronephrose und Nephritis führten immer zum Tode, sodass die Prognose der Bilharziose insgesamt ungünstig sei.

Auch Recto-vaginale, perineale oder scrotale Fisteln treten auf, da die massive Eiablage auf der Haut in den angrenzenden Geweben zu Abszessen mit anschließender Fistelbildung führe.

Ebenfalls mit der Lungentuberkulose, die in Ägypten so häufig sei, wie man es sich in Europa gar nicht vorstellen könne, komme die Bilharziose häufig vor. Bei der mikroskopischen Untersuchung tuberkulöser Lungen entdeckten sie Milliarden von Bilharziaeiern, sodass sie folgerten, größere Ansammlungen von Bilharziaeiern im Lungenparenchym würden die Ansiedlung von Tuberkelbakterien begünstigen. Die Sputumuntersuchung bei klinischen Verdachtsfällen könne also die »Bilharziose pulmonaire« aufdecken, sie sei viel häufiger als man bisher geglaubt habe. Allerdings sei es zur Zeit noch nicht gerechtfertigt, einen sicheren Zusammenhang zwischen beiden Erkrankungen herzustellen. Die Autoren erwähnen in einer Fußnote, dass es sich bei den Tuberkulose-Patienten des Kairoer Hospitals meist um Menschen aus den südlicheren Landesgegenden handele.

Die Frage, wo sich die Trematoden im Körper aufhalten, demnach auch die meisten Eier abgelegt werden und konsekutive Entzündungen auftreten, wird gründlich diskutiert.

Allgemein sage man, dass sich die Würmer in der Pfortader und ihren Ästen aufhalten. Dies sei sicher richtig, aber unzureichend. Aus dem Blut der Pfortader lassen sich viele Bilharzien gewinnen, aber lässt sich daraus schließen, dass sie dort auch vorwiegend leben? Das denken die beiden Franzosen nicht, sondern die Parasiten würden sich vielmehr in den Ursprungsästen des Pfortadersystems oder in gewissen Venenplexus aufhalten, die mit ihnen anastomosieren, und erst nach dem Tode des Patienten in die größeren Venen wandern, möglicherweise um wegen der sinkenden Körpertemperatur der einsetzenden Todeskälte zu entgehen oder in passiver Verschwemmung. Nach genauer anatomischer Erläuterung der venösen Verbindungen zwischen System- und Pfortaderkreislauf und den drei Hauptwurzeln der Vena portae betonen sie die merkwürdige Tatsache, dass sich die vereinten

Pärchenegel niemals in der für sie so gut zugänglichen Milzvene finden, wie es schon BILHARZ aufgefallen sei. Er habe nur einzelne Männchen, aber niemals ein Weibchen in der Milzvene gefunden; sie zitieren aus seiner Arbeit von 1853 »in vena lienali semper vidui« (in der Milzvene immer »Gattenlose«)[142]. Überhaupt seien BILHARZ' Arbeiten zu diesem Thema die besten, aber leider völlig in Vergessenheit geraten. Die beiden Ärzte heben hervor, dass man auch in keinem der Organe, deren Blut sich in der Milzvene sammelt, Bilharziaeier gefunden habe, d. h. weder im Pankreas, noch im Magen, noch in der Milz selbst! BILHARZ' Beobachtung, dass sich die Trematoden in der Blasenwand aufhalten, sei nicht bestätigt worden, und sie selber hätten trotz intensiver Suche dort auch keine Würmer gefunden. Mit einer besonderen Fixierungsmethode der Blasenwand und einer Darstellung der Blasengefäße sei es ihnen aber gelungen, das Kapillarnetz und die darin befindlichen Eier nachzuweisen (Abb. 21). Es zeige sich, dass die Eier tatsächlich in den Kapillaren liegen und nicht nur in den größeren Gefäßen, wie man meinen könnte. Sie demonstrieren ein Bild, auf dem zu sehen ist, wie ein Ei gerade die Kapillare mit einem Ende verlässt, während das andere Ende sich noch im Gefäß befindet. (s. Abb. 22). Diese kleinen Kapillaren seien frei von Blutkörperchen, erscheinen leer. Der Durchmesser der Eier sei viel größer als derjenige der Kapillaren und man sehe, wie die Eier geradezu gewaltsam die Kapillarwand aufdehnen und rupturieren, damit das Ei heraustreten könne. Wie das überhaupt alles zustande komme, erklären sich die Franzosen folgendermaßen: ein Weibchen allein oder mit seinem Männchen wandere in so enge Gefäße, dass sie diese mit ihrem Körper ganz ausfüllen und folglich einen Blutstau mit konsekutiver Erweiterung der Kapillaren erzeugen, in die sie dann die Eier ablegten. Danach zögen sie sich zurück und die Eier werden mit dem wieder strömenden Blut in noch kleinere und kleinste Gefäße getrieben. Mit der Ablage der Eier wäre für die

---

142 SIEBOLD (1853a), S. 62

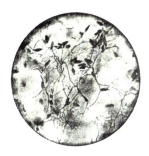

Abb. 21 Blasenkapillaren und Bilharziaeier, dargestellt mit injiziertem Kontrastmittel in der Blasenschleimhaut

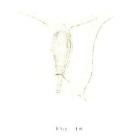

Abb. 22 Ei, das eine Kapillare verlässt

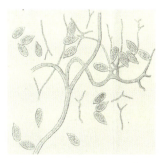

Abb. 23 Muqueuse vésicale, capillaires avec les oeufs (Blasenschleimhaut mit Blutkapillaren remplis de globules sanguins (Blasenschleimhaut, Kapillaren wieder gefüllt mit Blutkörperchen und Eiern)

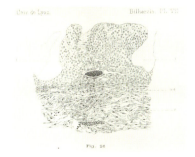

Abb. 24 Muqueuse rectal, un oeuf à éperon latéral dans une capillaire (Rectalschleimhaut, ein Ei mit Seitenstachel in einer Kapillare)

Blutkörperchen vorübergehend kein Platz mehr im Gefäß. Haben die Eier die Kapillaren verlassen, sind sie wieder blutgefüllt, die Eier verteilen sich ganz ungeordnet in der Blasenschleimhaut (Abb. 23). Bei zunehmender »infiltration bilharzienne« liegen die Eier hier dicht an dicht, was schließlich zu der bekannten entzündlichen Hypertrophie der Mucosa mit Verlust ihrer Elastizität führe, manchmal nur an einzelnen Stellen, manchmal die ganze Blase betreffend. Unter dem Skalpell knirsche die Blase wegen der vielen verkalkten Eier, wie es BILHARZ auch beschrieb. Aufgefallen sei ihnen zudem, dass Eier fast nur in der oberflächlichen Schicht der Mucosa liegen, direkt dem Epithel anhaftend, viel seltener in der Submucosa und nie in der Muscularis. Je näher man im Querschnitt der Blasenwand der Mucosaoberfläche komme, umso zahlreicher werden die Eier. Wie bei jeder anderen Entzündung finde man dann auch die Infiltration des Bindegewebes mit weißen Blutkörperchen.

Ähnliche Vorgänge wie in der Blase scheinen sich auch in Ureteren und Samenbläschen, sehr selten in der Niere abzuspielen. Der Prädilektionsort sei jedoch in jedem Fall die Auskleidung der Harnwege. Die Eiansammlungen im Rectum sei nie so dicht wie in der Blase, weil die Rectalschleimhaut viel weicher sei und die Eier leichter aus ihr herausfallen (Abb. 24). – Ich möchte darauf hinweisen, dass auf dieser Abbildung ein Ei mit lateralem Sporn zu sehen ist, was aber von den Franzosen zwar als »oeuf à éperon latéral« bezeichnet, aber nicht weiter kommentiert wird.

Der Weg über Anastomosen in andere Organe mache es möglich, dass auch die Leber und die Lungen befallen werden. Man sollte glauben, dass die Leber besonders betroffen sei, da sie doch als Filter für alle mit dem Portalblut eingeschwemmten Eier diene. Dies sei aber nicht häufig. Nach LEUCKART könnten sich weibliche Würmer auch tief in die intrahepatischen Pfortaderäste zurückziehen. Über die Leber kommen sie allerdings hinaus, tatsächlich habe man niemals Würmer in der Vena cava inferior gefunden. Eine Beobachtung GRIESINGERS zwinge uns jedoch, zuzugeben, dass die Eier auch in das linke Herz gelangen können. Möglicherweise hätten die Eier hier das Lungengewebe direkt durchwandert, denn das pulmonale Kapillarbett sei viel zu klein für sie.

Der Aufenthaltsort weiblicher Würmer könne mit der Aufnahme der Parasiten zusammenhängen, man dachte an verseuchtes Trinkwasser, oder mit der Bevorzugung bestimmter Organe. Die retrograde Wanderung gegen den venösen Blutstrom war den beiden Ärzten vielleicht noch nicht bekannt, denn sie erklären die Wege in das kleine Becken über die Venae meseraicae und Anastomosen. Aber weshalb lebten sie nicht in der Milz? Die beiden Ärzte hatten zwei Vermutungen: einerseits könnte es an der Zusammensetzung des Milzvenenblutes liegen, das die Parasiten vertreibe, andererseits könnten die Eier von dort nicht nach außen gelangen. Mit anderen Worten, das Weibchen suche sich Wohnorte aus, von denen die Eier möglichst leicht ins Freie gelangen können. Dies habe aber nichts mit einem »ésprit« der Parasiten zu tun, meinten sie, denn es gebe viele Beispiele unter den niederen Tieren, deren Instinkt bewundernswert sei, wenn es um die Vermehrung und Erhaltung der eigenen Art gehe. »So wollen wir keinen bewussten oder reflektierten Akt unterstellen, sondern einfach eine spezielle Adaptation zwischen dem Individuum und seinem Umgebungsmilieu, des menschlichen Organismus ebenso wie das des Parasiten, sodass dessen Eier in Organen abgelegt werden, von wo sie leicht nach außen gelangen können, um die Zukunft ihrer Spezies sicher zu stellen.« (Übersetzung AN)

Zurück in Paris haben sie sich bemüht, die Metamorphose der Wimperlarven zu verfolgen. Zu ihrem größten Bedauern ist ihnen dies aber nicht gelungen, sodass der Lebenszyklus der *Bilharzia* weiterhin ein Rätsel blieb.

Nach heutigen Erkenntnissen schwankt der Durchmesser einer Endkapillare zwischen 5–15 µm, die mittlere Größe der Eier von *S. haematobium* liegt hingegen bei 144 µm. Auch die beiden Franzosen haben dies erkannt, und auf ihren Zeichnungen dargestellt. Meines Wissens haben sie auch zum ersten Mal die Lungenbilharziose erwähnt sowie das Vorkommen der Bilharziose in den Samenbläschen. Die Feststellung, dass weder Parasiten noch ihre Eier in Milz, Magen und Pankreas gefunden werden, scheint ebenfalls erstmals geäußert worden zu sein. Für Milz und Pankreas gilt dies offensichtlich immer noch, im Magen wurden inzwischen Bilharziaeier gefunden. Die berechtigte Frage, weshalb das Milzvenenblut eine »abschreckende« Wirkung auf die Parasiten hat,

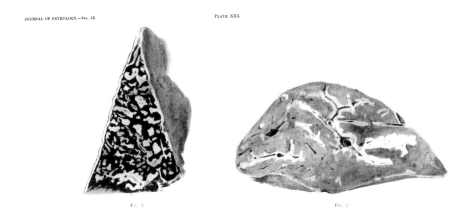

Abb. 25 Zeichnung von William St. Clair Symmers: »Pipestem Fibrosis« der Leber

scheint mir insofern interessant, als es sich hier um mögliche immunologische Gefahren insbesondere für weibliche Tiere handelt, die einer näheren Untersuchung wert sind.

12. England und Ägypten

PATRICK MANSON (1844–1922)[143], der Verfasser des Lehrbuchs »Tropical Diseases«, berichtete 1902 über einen Fall einer Bilharziose bei einem Engländer, der jahrelang auf Antigua und anderen »West-Indies« gelebt hatte. Er kam mit unspezifischen Beschwerden zu MANSON, hatte eine mäßige Leber- und Milzvergrößerung und war etwas anämisch, sodass MANSON an eine Hakenwurm-Infektion dachte und deshalb den Stuhl untersuchte. Er entdeckte aber Schistosomaeier und befand: »[…] in this case, as so often happens in the bilharzia ova from the alimentary canal, the spine is placed laterally«.[144] Eier aus dem Stuhl haben seitlich einen Sporn! Und ein Fall von Bilharziose in London! Das war denn doch alarmierend für die Engländer, zumal auch WILLIAM ST. CLAIR SYMMERS (1863–1937)[145] 1904 eine neue Form

---

143 Schottischer Arzt, Begründer der modernen Tropenmedizin
144 MANSON (1902)
145 Pathologe in Belfast

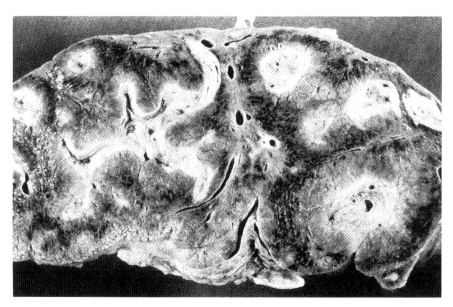

Abb. 26 Anatomisches Präparat einer Leber mit »Pipestem Fibrosis«

der Lebercirrhose beschrieb, die er wiederholt während seiner Tätigkeit am Kairoer Hospital diagnostiziert und auf die zahlreichen in den Bindegewebssepten vorhandenen Bilharziaeier zurückgeführt hatte. Die Verteilung des cirrhotischen Gewebes in der Leber sei sehr ungewöhnlich und bei all diesen Lebern habe er begleitend Bilharziaeier sowie eine »Periportalcirrhose« gefunden: »The surface shows a peculiar shagreened appearance, owing to a pronounced increase of the perivascular connective tissue [...], forming a wide meshed network with irregular quadrate, pentate, or manysides areas [...]. On section, the liver presents a remarkable appearance due to an enormous increase of the fibrous tissue (GLISSON's capsule) which normally surrounds the portal canals. This periportal new tissue is white – almost as much so as porcelain – although it occasionally has a faint pink tinge.

When a portal canal is cut transversely, the mouth of the contained vessels and bile duct are seen embedded in the center [...] of white connective tissue [...]; whereas, longitudinal sections of the canals reveals elongated masses of similar appearance and thickness, so that the cut surface of the liver looks as if a number of white clay-pipes had been thrust at various angles through the organ.« (s. Abb. 25 und 26). Über die mikroskopische Untersuchung schreibt er dann: »There is a great increase of connective tissue, […] Among this tissue are seen ova of the *Bilharzia haematobia,* often in considerable numbers. Very frequently an ovum is seen lying in the center of the above mentioned concentric masses of fibrous tissue […]. These ova are usually empty […], very frequently with a well marked lateral spine; indeed, most of these ova are laterally spined […]. These eggs, as a rule, are found in the midst of the fully formed connective tissue […] no ova are seen among the hepatic cells. The cirrhotic tissue is well supplied with minute blood-vessels; and the newly formed bile ducts are often seen.« Er schließt mit dem Satz: »This cirrhosis is, I believe, due to the presence of the *Bilharzia* ova, a view, which is strengthened by many observations of similar fibrous overgrowths in various other parts of the body, in which the new formation is accompanied by the presence of these ovas.«[146]

Damit ist die berühmte »Symmerssche pipestem fibrosis« beschrieben, welche die Leber in unregelmäßigen Bindegewebsverdichtungen entlang der Gefäßbahnen durchzieht. In dieses Bindegewebe sind sehr viele Bilharziaeier eingelagert. Ganz ähnlich hatte sechzehn Jahre zuvor der Japaner Tokuho Majima über eine Leberfibrose mit zahllosen Parasiteneiern berichtet. Symmers hielt aber die in der Periportalfibrose gefundenen Eier mit lateralem Sporn weiterhin für Eier von *Bilharzia haematobia.*

John Catto (1878–1908)[147] beschrieb 1905 eine neue Schistosomenart, die er zuvor in der Leiche eines in Singapur an Cholera verstor-

---

146 Symmers (1904)
147 Britischer Militärarzt in Singapur, 1904 Aufenthalt in London, 1905 Rückkehr nach Indien, wo er 1908 an Cholera starb

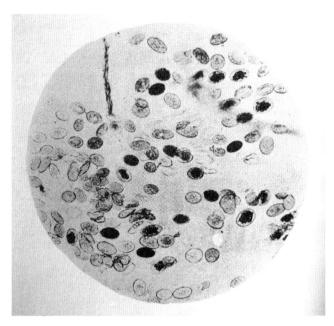

Abb. 27 Bilharziaeier, Zeichnung von JOHN CATTO, Eier von *S. cattoi*, später als *S. japonicum* korrigiert

benen Chinesen gefunden hatte.[148] Der Parasit war kaum von *S. haematobium* zu unterscheiden, die Eier hatten keinen Stachel: die Art wurde zunächst *Schistosoma cattoi* genannt, stellte sich aber später als *S. japonicum* heraus. (s. Abb. 27)

ROBERT LEIPER (1881–1969), ein junger Schotte, kam 1906 nach Alexandria. Er war von der inzwischen eingerichteten Londoner Schule für Tropenmedizin nach Ägypten geschickt worden, um die *Bilharzia* zu erforschen und ihre Übertragung aufzuklären (Abb. 28). Er sollte und wollte bei Looss lernen, blieb achtzehn Monate im Niltal und kehrte als Dozent für Helminthologie nach London zurück. In Kairo sollen damals 10 % aller Patienten im Kasr el Aini Hospital an den Spätstadien

---

148 CATTO (1905)

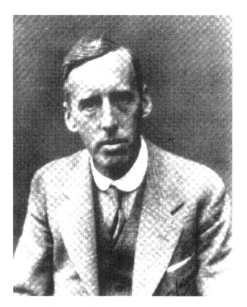
Abb. 28 Robert T. Leiper

der Blasen- und Darmbilharziose gelitten haben.[149] Auch die zahlreichen Fälle von Blasenkarzinom wurden inzwischen mit Bilharzien in Verbindung gebracht. Nach wie vor ungeklärt war, ob es in Ägypten eine oder zwei Schistosomenarten gibt. Die unterschiedlichen Eier schienen dafür zu sprechen. Leiper war von den Ansichten seines Lehrers Looss nicht überzeugt, konnte sie aber auch nicht widerlegen.

Einige Jahre später fiel ihm in London der sehr kleine Seitenstachel am Ei von *S. japonicum* auf. Im Februar 1911 berichtet er in einer Sitzung der Society of Tropical Medicine:

»Recently, Dr. Skinner of Hankow, sent to me for confirmatory examination a small quantity of faeces from a dog that had died of symptoms identical with those of advanced Asiatic bilharziasis in man. In the faeces and in scrapings of the intestinal wall, Dr. Skinner had found a large number of ova apparently of *Schistosoma japonicum*, but at the post-mortem examination he had been unable to discover any adult worms in the portal system. The material had been mixed with a little Farrant medium, and the eggs were fairly transparent. This enabled me to notice almost at first glance that although the eggs had a size, shape and general appearance of *Schistosoma japonicum*, there was present a curious little nipple-like knob or spine situated a short

---

149 Jordan (2000)

distance from one of the poles of each egg. Further search revealed the presence of a similar and similarly situated spine in all the eggs in the preparation«. Auch in Aufbereitungen menschlicher Faeces von Patienten mit asiatischer Bilharziose fand LEIPER bei allen *S. japonicum*-Eier mit diesem kleinen seitlichen Höcker. Nachdem er die Frage diskutiert hatte, ob dieser kleine Sporn bisher nur übersehen worden oder Zeichen einer anderen Spezies sei oder nur zufällig im Sinne von LOOSS auftrete, kam er zu folgender Beurteilung: »I have come to the conclusion, that the schistosome found in the dog is of the same species as that found in man, and that the *Schistosoma japonicum* egg is characterised normally by the presence of a small knoblike cuticular spine«.[150]

Mit Bekanntwerden der asiatischen Schistosomiasis in England und der von CATTO neu beschriebenen *S. cattoi* begann die Differenzierung der Schistosomen-Arten. In London argumentierten auch P. MANSON und sein Schüler LOUIS WESTENRA SAMBON (1865–1931)[151] schon länger für zwei getrennte afrikanische Species aufgrund des geographischen Vorkommens und der verschiedenen Lage des Eistachels. LOOSS und SAMBON führten eine polemische Debatte über dieses Thema, nachdem SAMBON seine Behauptung durch den Namen *Schistosoma mansoni* zu Ehren seines Lehrers bekräftigt und die Kontroverse noch angeheizt hatte. Er brachte auch die Blasenbilharziose mit der einen, und die Darmbilharziose mit der anderen Eiform klinisch in Verbindung.

LOUIS WESTENRA SAMBON war einer der ersten englischen Naturforscher, der vehement die Idee verbreitete, dass es nicht das Klima oder Miasmen seien, an denen die Menschen in den Tropen erkranken und sterben, sondern Parasiten und Mikroben. Das Studium der geographischen Verteilung der Bilharzia Dysenterie und der seitliche Stachel am Bilharziaei brachten ihn ebenso wie MANSON zu der Überzeugung, dass es zwei Arten geben müsse. So schreibt er 1907: »S. mansoni

---
150 LEIPER (1911)
151 Nach der medizinischen Ausbildung in Neapel und Rom Dozent für Tropenmedizin in London

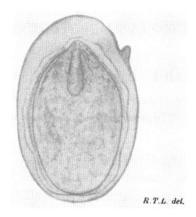
Abb. 29 *S. japonicum*-Ei nach Leiper

is very similar to S. haematobium in general appearance, but the ova in the new species have a large curved, lateral spine, which distinguish them unmistakable from those of the old classic species with a short, straight spine at their posterior extremity. Like S. japonicum, S. mansoni does not affect the genito-urinary organs, its ova are eliminated solely by way of the intestine, they are never found in the urine. The patients harbouring this parasite suffer from a hemorrhagic enteritis, but they never present hematuria. S. mansoni has a wide distribution throughout Africa. In Egypt it is found, not infrequently, together with S. haematobium, but in the Congo Free State and in other parts of Africa it is the only species present. It is found also in the West Indies (Antigua, PortoRico), and probably others.«[152]

Leipers neue Beobachtung am Ei von *S. japonicum* war Wasser auf Sambons Mühle; in der Diskussion bemerkte er, dass an diesem kleinen Stachel nicht nur die asiatische Schistosomiasis erkannt werde, sondern dass er auch die Abgrenzung von anderen Arten erlaube. Dies unterstütze die These, dass der Erreger der intestinalen Bilharziose von dem der Blasen-Bilharziose klar unterschieden werden müsse; anklagend fügt er hinzu: »Professor Looss of Cairo […] filled up no less than forty pages of the ›Liverpool Annals of Tropical Medicine and Parasitology‹ to endavour to show that I had no right to establish a new species for the schistosoma producing lateral-spined ova […]. He contended that the lateral spine was an anomaly, and endavoured to explain it by

---

[152] Sambon (1907)

a most extraordinary theory of non-fertilization.«[153] Wie bitter muss es für SAMBON gewesen sein, dass seine Theorie von ARTHUR LOOSS nicht anerkannt wurde. Die neue Entdeckung LEIPERS war nun ein Argument, das er sich in der Auseinandersetzung nicht entgehen ließ (s. Abb. 29).

13. Brasilien

Der junge brasilianische Arzt MANOEL AUGUSTO PIRAJA DA SILVA (1873–1961)[154] hatte 1908 eine Schistosomenart beschrieben, die Eier mit lateralem Sporn produzierte, und sie für eine besondere amerikanische Art gehalten, da sie sich offenbar von *S. haematobium* und dem umstrittenen *S. mansoni* unterschied: »We believe that based on the shape of the egg, its anatomy, its pathology, its geographical distribution and its measurements, the schistosomum we have observed in Bahia is not *Schistsosomum mansoni,* but it is distinct from *S. haematobium*. Soon, perhaps, new findings will allow us to affirm the existence of a new American species: *Schistosomum americanum*«.[155] Als er danach Europa besuchte und seine Präparate den Kollegen MANSON und LEIPER vorlegte, hielt dies MANSON für eine Bestätigung seiner und SAMBONS Theorie, dass es aufgrund der zahlreichen Beobachtungen, die PIRAJA DA SILVA zusammengestellt habe, fraglos verschiedene und darunter auch eine spezifische amerikanische Schistsosomenart gebe und dass sich selbst LOOSS dieser Erkenntnis nicht verschließen könne.[156]

Es waren also mittlerweile sieben Schistosomenarten, bekannt, beschrieben oder ihre Existenz vermutet: *Distomum haematobium* (BILHARZ

---

153 Vgl. den Kommentar von SAMBON in: LEIPER (1911)
154 Prof. für Klinische Medizin an der Universität von Salvador (1902) und wenig später Prof. der Parasitologie an der Medizinischen Hoschule in Bahia (bis 1935)
155 PIRAJÁ DA SILVA (1908), als englische Übersetzung in: KEAN; MOTT; RUSSELL Bd. 2, (1978), S. 492–494
156 FARLEY (1991), S. 58

1851), *Bilharzia magna* (COBBOLD 1858), *Distomum capense* (HARLEY 1864), *Schistosoma haematobium japonicum* (KATSURADA 1904), *Schistosoma cattoi* (CATTO 1905), *Schistosoma mansoni* (SAMBON 1907) und *Schistsosoma americanum* (PIRAJA DA SILVA 1908).

Die Frage, wie viele Schistosomenarten es gibt, war nicht die einzige, die noch zu beantworten war. Sind alle Arten auf einen Zwischenwirt angewiesen, oder dringen die Wimperlarven direkt in die Haut ein? Wohin schwimmen die lebhaften kleinen Larven? Sind es auch in Afrika die Cercarien, die den Menschen infizieren und von denen seit 60 Jahren bekannt war, dass sich einige von ihnen in Insektenlarven encystieren? Kann sich der Mensch mit verseuchtem Wasser infizieren? Trotz der Aufklärung des Entwicklungszyklus bei *S. japonicum* war das Problem in Afrika noch nicht gelöst; auch aus Japan waren noch nicht alle Ergebnisse in Europa angekommen. Es ist anzunehmen, dass die japanischen Publikationen nicht vor 1909 übersetzt wurden, denn LEIPER berichtet erst 1911 über die asiatische Schistosomiasis und das Aussehen der Eier.

14. Ostasien und Ägypten

Auf MANSONs Wunsch wurde der Zoologe LEIPER zusammen mit dem Militärarzt EDWARD LEICESTER ATKINSON (1882–1929)[157] 1914 zur Erforschung der »Schistosomiasis bilharzia japonica« in den fernen Osten geschickt. Im Opiumkrieg von 1840 bis 1842 hatten die Engländer Hongkong als Kronkolonie erobert und sich Zugang zu mehreren chinesischen Hafenstädten verschafft. Den beiden Engländern stand ein gut eingerichtetes Labor in Schanghai zur Verfügung, denn entlang des Yangtse-Rivers befand sich ausgedehntes Bilharziavorkommen. LEIPER und ATKINSON hatten zunächst kein Glück, kleinere Wirbeltiere künstlich mit Wimperlarven zu infizieren; auch starben

---

157 Britischer Schiffsarzt, Bakteriologe und Parasitologe, nahm an SCOTT's Südpolexpedition 1910 teil und begleitete LEIPER auf der Orient-Expedition 1914

diese im Wasser nach zwei bis drei Tagen ab. LEIPER war daher überzeugt, dass die Miracidien ähnlich wie bei anderen Trematoden ein Larvenstadium durchmachen, bevor sie Cercarien freisetzen können. Ohne eigene Ergebnisse, aber dann mit der Neuigkeit konfrontiert, dass in Japan für *S. japonicum* eine Schnecke als Zwischenwirt bewiesen worden war, reisten die beiden Engländer nach Katyama, wo LEIPER auch Professor FUJINAMI besuchte. Unter seiner Führung sammelte er Oncomelania-Schnecken, die mit nach Shanghai genommen wurden. Dort wurde einigen Schnecken die Mitteldarmdrüse entfernt, und siehe da: sie fanden darin zahlreiche typische Gabelschwanz-Cercarien. Da sie genügend Schnecken mitgenommen hatten, unternahmen sie den Versuch, vier Labormäuse den Cercarien auszusetzen, die von diesen Schnecken ausgeschüttet wurden.

In diese Zeit der Experimente platzte der Beginn des ersten Weltkrieges. LEIPER und ATKINSON wurden nach England zurück berufen. Sie nahmen ihre infizierten Mäuse mit auf das Schiff, das sie zunächst nach Aden brachte. Drei Mäuse starben unterwegs in der Obhut eines indischen Metzgers, in der Überlebenden wurde ein einziger männlicher Wurm gefunden. Hier opferte LEIPER seine letzte Schnecke und setzte sie mit einer weiteren Maus ins Wasser. Einen Monat später in London angekommen, fand er in der Pfortader dieser Maus männliche und weibliche Würmer *in copula*! Er hatte, wie die Japaner, bewiesen, dass die Schnecken tatsächlich die gesuchten Zwischenwirte sind. »These experiments […] convince me, that LOOSS' hypothesis.[…] is entirely erroneous, and that the prophylactic measure based thereon would be wholy inefficient. It remains now to be demonstrated that S. haematobium […] follows a similar course«.[158]

Einige Monate nach Kriegsbeginn wurde ARTHUR LOOSS von den Engländern aus Ägypten ausgewiesen und LEIPER an seine Stelle geschickt, wo er auch dessen Laboreinrichtung übernahm. Er sammelte

---

158 FARLEY (1991), S. 66–67

dort über 3000 Schnecken der Gattung *Bulinus* und *Planorbis boissyi* (= *Biomphalaria*) und konnte in ihnen die typisch geschwänzten Cercarien finden. Vier Mäuse, 26 Ratten, 16 Wüstenratten, zwei Meerschweinchen und vier Affen wurden ihnen ausgesetzt: alle waren später so massiv mit Schistosomen infiziert, dass fast alle daran starben. Nur die vier Affen überlebten und schieden Eier mit seitlichem Sporn aus. Da LEIPER darauf achtete, welche Tiere mit welchen Cercarien infiziert wurden, konnte er feststellen, dass Tiere, die Cercarien aus Bulinusschnecken exponiert wurden, nicht erkrankten. In weiteren Versuchen konnte er nachweisen, dass es in Ägypten tatsächlich zwei verschiedene Schistosomenarten mit unterschiedlichen Zwischenwirten gibt, die den Menschen infizieren: Im *British Medical Journal* schreibt er 1916 unter dem Titel »On the relation between terminal-spined and lateral-spined eggs of bilharzia« folgendes: »The controversialists have arranged their arguments and facts around two principal theories.

a) LOOSS theory maintains that the terminal-spined eggs are the normal product of impregnated females of *Schistosoma haematobium*, while the lateral spined eggs are those produced parthenogenetically where the males have not developed.

b) MANSONS (and SAMBONS) theory, based upon the constant and peculiar shape of lateral-spined eggs, their peculiarly limited geographical incidence, and their special selection for the intestinal tract, hypothesizes a zoological distinction in the adult parasites […]. The cercaria found in *Bullinus contortis* although very similar to those found in *Planorbis boissy* showed differences in the suckers, in the relative length of tail and in other minute points, detailed in my final paper. The adult worms […] also showed constant morphological differences […]. In the female […] the uterus is very long, voluminous, and contains many terminal-spined eggs, some of which lay in pairs […]. These worms belong to the species *Schistosoma haematobium (sensu stricto)*. In the worms derived from *Planorbis boissy* the uterus is very short, and almost invaribly there is one egg only at a time in each specimen even when a number have already been laid [...]. These eggs always have a lateral spine [...] and the spine is then set almost at right angle to the long axis. Pending a consideration of the claims of other names to priority the specific name *Schistosoma mansoni* might be adopted rightly for these worms. They differ in their adult structure from *Schistosoma haematobium (sensu stricto)* more markedly than *Schistosoma bovis*. Vesical bilharziosis and MANSON's intestinal bilharziosis are therefore etiologically properly regarded as entirely distinct diseases«.[159] (s. Abb. 30)

Damit war *S. mansoni* neben *S. haematobium* als distinkte Spezies in Afrika etabliert und ihr Entwicklungszyklus mit einem speziellen Zwischenwirt, wie bei *S. japonicum*, bekannt geworden. Das Geheimnis der Transmission über cercarienhaltiges Wasser und der Lebenszyklus dreier menschenpathogenen Schistosomenarten waren damit fast 65 Jahre nach BILHARZ' Entdeckung des *Distomum haematobium* von Japanern (1913) und dem Schotten LEIPER (1915) endgültig aufgeklärt worden.

Damit konnten auch in der Kolonialzeit definitivere Präventionsmöglichkeiten als Anweisung für alle englischen Soldaten in Ägypten und für die Bewohner betroffener Gebiete bekanntgegeben werden, dass nämlich jeder Kontakt mit schneckenverseuchtem Wasser zur Erkrankung an Bilharziose führen kann. Eine Infektion über die Mundschleimhaut, Trinken cercarienhaltigen Wassers, sei theoretisch zwar möglich, aber Baden, Waschen und Spülen in natürlichen Gewässern stellten die eigentlichen Infektionsquellen dar.

Bald darauf wurden auch die ersten Molluskozide zur Schneckenbekämpfung wie z. B. Kupfersulfat angewendet, gleichzeitig begann die fieberhafte Suche nach Mitteln zur medikamentösen Behandlung der

---

159 LEIPER (1916), S. 411

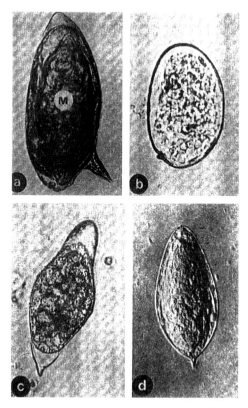

Abb. 30 Schistosomen-Eier:[160] a) *S. mansoni* b) *S. japonicum* c) *S. intercalatum* d) *S. haematobium*, M: Miracidium, lichtmikroskopischen Befund

Erkrankten. Diese in Ägypten immer wieder mit Rückschlägen einhergehende Geschichte und Militärgeschichte soll hier ihres Umfanges wegen nicht näher ausgeführt werden. Erwähnt sei jedoch der Engländer JOHN BRIAN CHRISTOPHERSON (1868–1955)[161], der 1904 im Sudan die Leitung der ersten beiden britischen Zivilkrankenhäuser übernahm. Dort setzte er »Tartar emetic«, das heißt Brechweinstein, gegen

---

160 Größe der Schistosomeneier im Mittel: *S. mansoni* 142 μm, *S. japonicum* 81 μm, *S. intercalatum* 175 μm, *S. haematobium* 144 μm, *S. mekongi* 66 μm (vgl. ROLLINSON; SIMPSON (1987), S. 38 und 84)
161 Britischer Tropenarzt, hauptsächlich in Südafrika und im Sudan tätig

die Leishmaniasis ein und stellte dabei fest, dass auch Bilharziaeier unter dieser Behandlung aus dem Urin verschwanden (1918)[162]. Spätere, intravenöse Verabreichungen dieses Antimonpräparates hatten aber schwerwiegende toxische Nebenwirkungen, sodass ein abgestuftes Schema wiederholter kleinerer Gaben entwickelt wurde. Das Fuadin® wurde in Ägypten in großem Maße in mobilen Zeltambulanzen eingesetzt, an Krankenhäusern wurden spezielle Behandlungszentren dafür eingerichtet. Vielen Ägyptern konnte so geholfen werden. Aber in den Jahren zwischen 1950 und 1980 wurde mit den intravenösen Injektionen auch die noch unbekannte Hepatitis C massiv verbreitet, unter der Ägypten heute noch leidet.[163]

Den Japanern ist es gelungen, die vormals häufige und schwere *Schistosomiasis japonica* auszurotten, indem die Schneckenbiotope ausgetrocknet wurden. In China ist es einer unter MAO TSE-TUNG (1893–1976)[164] forcierten Aktion der kommunistischen Partei mit der Landbevölkerung und den sog. »Barfußärzten« zu verdanken, dass es nur noch kleine Schistosomiasisherde gibt. Auf den Philippinen ist die Krankheit in manchen Reisanbaugebieten und Sümpfen nach wie vor endemisch. Nach Südamerika war die afrikanische Bilharziose durch den Sklavenhandel eingeführt worden, da die als Zwischenwirt erforderlichen Schnecken auch dort vorkamen; hier ist insbesondere Brasilien betroffen. In Afrika sind die Blasenbilharziose (*S. haematobium*) ebenso wie die Darmbilharziose (*S. mansoni*) immer noch weit verbreitet.

Mit dem Praziquantel® wurde in gemeinsamer Forschungsarbeit der Firmen BAYER und MERCK Anfang der 1980iger Jahre ein gegen alle Schistosomen gut wirksames und nebenwirkungsarmes Medikament auf den Markt gebracht, das, oral verabreicht, die in der Blutbahn

---

162 CHRISTOPHERSON (1918)
163 FRANK et al. (2000)
164 Chinesischer Staatspräsident; nach der Ausrufung der Volksrepublik 1949 fast dreißig Jahre lang Vorsitzender der Kommunistischen Partei in China

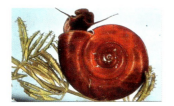
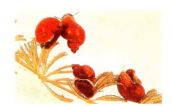

Abb. 31 Biomphalaria-Schnecke   Abb. 32 Bulinus-Schnecke

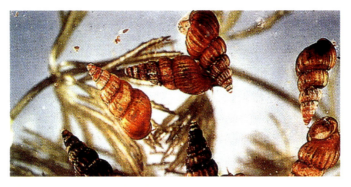

Abb. 33 Oncomelania-Schnecke

lebenden Pärchenegel abtötet.[165] Damit hat sich auch die Bekämpfung der Bilharziose verstärkt auf die Therapie der Erkrankten verlagert. In manchen Gebieten, z. B. auf den Karibischen Inseln, ist es inzwischen experimentell gelungen, die Überträgerschnecke durch eine andere Schneckenart so zu verdrängen, dass der vormalige Zwischenwirt und damit die Krankheit zunehmend verschwinden. Als Schistosomen übertragende Schnecken wurden folgende Arten identifiziert:

Arten der Gattung *Biomphalaria* für *Schistosoma mansoni* und *intercalatum* (s. Abb. 31),
der Gattung *Bulinus* für *Schistosoma haematobium* (s. Abb. 32),
der Gattung *Oncomelania* für *Schistsoma japonicum* (s. Abb. 33)
und der Gattung *Nutricula aperta* für *Schistosoma mekongi*

---
165 FARLEY (1991), S. 289 und REINBACHER (o. J., ca.1986) S. 23

Teil II
Bilharziose – Schistosomiasis heute[166]

1. Der Parasit (Abb. 34)
Die adulten Schistosomen sind etwa 1–2 cm lang und fadendünn. Sie gehören zu den Trematoden oder Saugwürmern, einer Klasse der Plathelminthen oder Plattwürmer. Die Pärchenegel unterscheiden sich von anderen Saugwürmern dadurch, dass sie getrenntgeschlechtlich leben. Wegen der beiden Saugnäpfe werden sie digene Trematoden genannt. Charakteristisch für sie ist der Generationswechsel zwischen geschlechtlicher und ungeschlechtlicher Fortpflanzung. *S. haematobium*, *S. mansoni*, *S. intercalatum*, *S. japonicum* und *S. mekongi* sind humanpathogen, andere Arten sind vorwiegend tierpathogen, d. h. sie gelangen nur selten in den menschlichen Blutkreislauf.

Die adulten Pärchenegel halten sich vorwiegend in den Venen des kleinen Beckens, im Geflecht der Mesenterialvenen und in der Pfortader auf. Sie ernähren sich von Erythrocyten, nehmen aber auch Nahrung über die Körperoberfläche auf, die mit kleinen Noppen besetzt ist. Mit ihren Saugnäpfen haften sie am Endothel der Gefäße, um dem Strom des Blutes entgegen zu wirken. Wie BILHARZ schon beschrieben hat, ist der Körper des kleineren Männchens ventral eingerollt und hält in dem so gebildeten *Canalis gynaecophorus* das dünnere und längere Weibchen mit einer Art Klettverschluß umschlungen. So wird es vom Männchen transportiert; gleichzeitig wird die dem Immunsystem des Wirtes ausgesetzte Körperoberfläche reduziert. Das Weibchen bleibt meist lebenslang in dieser »Umarmung«. Die Lebensdauer der Arten

---

166 Soweit nicht anders gekennzeichnet ist der folgende Text erstellt unter Rückgriff auf folgende Literatur: MOSTOFI (1967); – ROLLINSON; SIMPSON (1987); – COOK; ZUMLA (Hrsg.) (2003); – DAVIS (2003) ; – SOUTHGATE; BRAY (2003); – RICHTER (2003a).

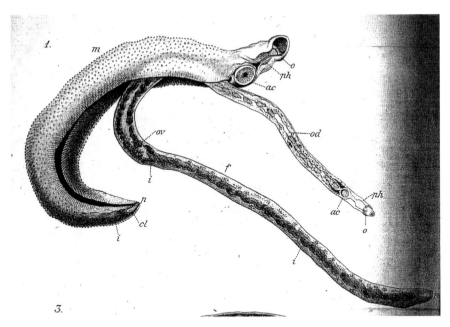

Abb. 34 *Bilharzia haematobia* nach FRITSCH 1888

ist unterschiedlich, sie liegt zwischen drei und zehn Jahren, kann aber auch mehr als 30 Jahre betragen.

Die Weibchen legen infolge der lagebedingten Dauerkopulation täglich mehrere 100 bis 1000 befruchtete Eier, *S. japonicum* produziert die meisten, *S. mansoni* die wenigsten Eier. Bei der asiatischen Schistosomiasis sind das jährlich ca. 500 000 oder mehr Eier, die ihren Weg ins Freie suchen, aber zum großen Teil im Gewebe stecken bleiben. Bei einer Infektion mit zahlreichen Pärchenegeln erreicht die Eizahl schnell Millionen und Milliarden.

2. Der Lebenszyklus

Bei allen Schistosomenarten ist der Entwicklungszyklus ähnlich; im abgelegten Ei reift innerhalb von zehn Tagen das Miracidium, die Wimperlarve. Gelangt es ins Freie und in Kontakt mit ausreichend warmem Süßwasser, schlüpfen die Miracidien aus. Wahrscheinlich

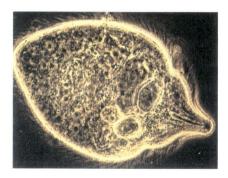

Abb. 35 Miracidium von *Schistosomia mansoni*

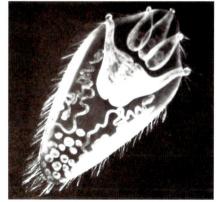

Abb. 36 Miracidium von *S. japonicum*

führt die Änderung des geringeren osmotischen Außendruckes zum Aufquellen und erleichtert so das Platzen der Eihülle. Die bewimperte Larve bewegt sich mit ihren Cilien fort und sucht eine geeignete Schnecke. Die Miracidien ernähren sich nicht und müssen deshalb innerhalb weniger Stunden einen Zwischenwirt gefunden haben. Sie sind etwa 160 µm lang, tragen apical eine sensorische Papille und können ziemlich schnell, d. h. 2 mm/sec schwimmen, wobei sie sich suchend umherdrehen (s. Abb. 35, 36). Sobald sie eine Schnecke gefunden haben, bohren sie sich in diese unter Einsatz ihres Apicaldrüsensekretes ein. Dies dauert nur wenige Minuten. Dabei wird der Wimpermantel abgeworfen, und die Larve formt sich in den nächsten zwei Tagen zu einem länglichen Säckchen um. Aus den germinativen Zellen dieser Muttersporocyste entwickeln sich Tochtersporocysten, die sich nach acht bis zehn Tagen befreien, um in die Verdauungsdrüse bzw. Manteldrüse der Schnecke einzuwandern. Hier bilden sich wiederum aus den Germinativzellen die Cercarien. Sie verlassen die Cyste, wandern durch das Schneckengewebe nach außen und gelangen ins Wasser, das heißt, die Schnecke beginnt, Cercarien auszuschütten. Dabei können aus einem einzigen Miracidium durch fortwährende Bildung sekundärer Sporocysten im

Lauf der folgenden Wochen und Monate mehrere Hundert bis Tausende Gabelschwanzcercarien entstehen.

Die sogenannte Präpatenzperiode vom Eindringen der Wimperlarve bis zur ersten Cercarienausschüttung kann je nach Wassertemperatur 18 Tage bis einige Monate betragen. Für eine schnelle Vermehrung sind Temperaturen von 30 bis 35 °C optimal.

Die Cercarien sind ca. ein Millimeter lang und gerade noch mit bloßem Auge zu sehen. Meist schwimmen sie nahe der Wasseroberfläche. Gegen schnelle Strömung sind sie recht widerstandsfähig und können so auch stromabwärts die Erkrankung übertragen; nach RICHTER können sie sogar einen zehn Meter hohen Wasserfall überwinden. Sie haben bereits einen ausgebildeten kleinen Mundsaugnapf und einen etwas kräftigeren Bauchsaugnapf. Etwa die Hälfte des Cercarienkörpers wird von paarigen Drüsen eingenommen, deren Sekret über den oralen Sauger ausgeschieden wird und die Penetration in den Endwirt unterstützt. Andere Sekrete bilden einen klebrigen Schleim im Wasser, mit dem der Cercarienkörper sich wasserabweisend imprägniert. Augen haben Cercarien nicht. Im Innern sind Organanlagen für den y-förmigen Darm und Nieren zu erkennen. Mit dem Gabelschwanz voraus schwimmen sie intermittierend schnell umher oder hängen kopfüber im Wasser. Da sie ebenfalls keine Nahrung aufnehmen, legen sie Ruhepausen ein, um Energie zu sparen. So können sie passiv weitergeschwemmt werden oder auch zu Boden sinken.

Offenbar durch Fettsäuren der menschlichen Haut, Licht oder Wasservibrationen stimuliert, werden sie sehr motil und suchen ihren Endwirt. Erreichen die Cercarien einen Menschen, heften sie sich mit dem kleinen Saugnapf an die Haut und dringen mit Hilfe lytischer Enzyme in diese ein. Heftige Schwanzbewegungen unterstützen dies, der Schwanz wird dann abgeworfen und die Cercarie transformiert sich zum *Schistosomulum*. Dabei hat sie auch die wasserdichte Körperoberfläche abgestreift und bildet eine neue mehrschichtige Lipidmembran. Nach ca. vier bis fünf Tagen beginnen die Schistosomula ihre Wanderung:

über Hautkapillaren oder Lymphbahnen und den *Ductus thoracicus* erreichen sie das rechte Herz und den Lungenkreislauf. Hier findet eine weitere Veränderung statt, indem sie sich strecken, um so das Lungenkapillarbett zu überwinden. Über Pulmonalvenen, das linke Herz und den arteriellen Kreislauf gelangen sie über das mesenteriale Kapillarbett in den Pfortaderbereich, wo die Reifung zum adulten Wurm stattfindet. Die Mechanismen, mit denen die überwiegende Zahl der Schistosomula ihr Zielgebiet, die Pfortader, erreicht, sind nicht bekannt. Immer wieder können sie aber auch in andere Gebiete verschwemmt und dort gefunden werden. Von dort aus können sie erneut versuchen, ihr Ziel zu erreichen, allerdings sind ihre Energiereserven begrenzt. Bemerkenswert ist, dass die Schistosomula von *S. japonicum* am schnellsten die Pfortader erreichen und schneller heranreifen als die von *S. mansoni* und *S. haematobium*, die etwas länger in der Lunge verweilen.[167] In der Pfortader ernähren sie sich vom Blut des Wirtes. Während des Wachstums werden in das Lipidtegument tarnende Wirtsmoleküle eingelagert, aber auch Nahrungsmoleküle können über die Körperoberfläche aufgenommen werden. Die geschlechtsreifen Würmer verlassen meist als Pärchen die Pfortader und bewegen sich unter Einsatz ihrer Saugnäpfe gegen den Strom in den venösen Plexus ihres Zielgebietes oder verbleiben im Portalvenenbereich. Hier werden die arttypischen Eier abgelegt, die im Ovar aus einer Eizelle und vielen Dotterzellen bestehen. Über eine Art Zwischenreservoir, den sogenannten Ootyp, gelangen sie in den Uterus. Das befruchtete Ei wird nun mit einer Hülle umgeben, deren Substanz aus der Schalendrüse und den Dotterzellen gebildet wird. Nach MEHLHORN und PIEKARSKI variiert die Form des Ootyps bei den einzelnen humanpathogenen Schistosomen so deutlich, dass dies nach elektronenmikroskopischen Befunden auch für die Stachelausbildung am Ei verantwortlich ist.[168] Auch parthenogenetische

---

[167] HE; SALAFSKY; RAMASWAMY (2005)
[168] MEHLHORN, PIEKARSKI (2002)

Fortpflanzung komme bei haploiden Männchen und Weibchen vor. Je nach Geschlecht der normal befruchteten weiblichen oder männlichen Miracidien entwickeln sich nur weibliche bzw. männliche adulte Würmer, d.h. auch die Cercarien sind sexuell festgelegt. Je nach Art vergehen ca. 35 (*S. mansoni*) oder 70 Tage (*S. haematobium*), bei *S. japonicum* ca. 38 Tage zwischen Cercarienpenetration und Eiausscheidung (Präpatenzzeit).

Innerhalb der kleinsten Venen werden die zahlreichen Eier von nachfolgenden regelrecht durch die Gefäßwand, das Gewebe und die Organschleimhaut gepresst. Der Stachel verhindert das Zurückweichen, besonders deutlich ist dies bei dem Widerhaken am Ei von *S. mansoni*. Ein Teil der Eier wird aber auch in den Pfortaderbereich zurückgeschwemmt und gelangt über die Verästelungen der Pfortader in den tieferen Leberbereich. In den abgelegten Eiern reift die Wimperlarve innerhalb von zehn Tagen. Mehr als die Hälfte der Eier gelangt aber nicht ins Freie, sondern verbleibt im Körper und erzeugt die Pathologie dieser Tropenkrankheit.

3. Zur Immunologie und Pathophysiologie

Die Reaktion des menschlichen Wirtes auf die im Gewebe verbleibenden Wurmeier bestimmt die pathologischen Veränderungen und klinische Krankheitserscheinungen. Die adulten Würmer entziehen sich dem menschlichen Immunsystem, da sie sich mit wirtseigenen Molekülen an der Körperoberfläche tarnen. Sie sezernieren zwar die circulierenden Antigene CAA (circulating anodic antigen) und CCA (circulating cathodic antigen), die sich serologisch nachweisen lassen, lösen aber keine gefährliche Immunreaktion aus. Andere, auch von den Würmern abgegebene Substanzen richten sich gegen weitere Schistosomula bei einer Re-Infektion. Diese »konkomittierende Immunität«,

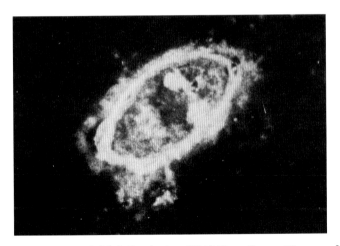
Abb. 37 Schistosomen-Ei mit Solubile Egg Antigen (SEA), Darstellung mit Immunofluoreszenz

das heißt gegen neu eindringende Rivalen, kann die Abnahme von Reinfektionen im Alter erklären.[169]

Die Larvenformen führen hingegen zu einer klinisch relevanten immunologischen Reaktion. Gegen Antigene der eingedrungenen Schistosomenlarven werden IgE- und IgG-Antikörper gebildet. Erhöhte IgA-Spiegel werden bei *S. mansoni*-Infektion gefunden. Sie sollen die Fruchtbarkeit der Weibchen vermindern.[170]

Lebende Miracidien im Gewebe sezernieren über den Stachel der Eischale ebenfalls Antigene, auf die der Wirt mit einer Immunantwort reagiert: dieses »Soluble Egg Antigen« (SEAT) führt über eine immunologische Kaskade zu einer zellulären Reaktion, indem T-Zellen-mediierte Zytokinausschüttungen eine entzündlich-granulomatöse Gewebereaktion induzieren, ähnlich der Immunreaktion vom verzögerten Typ (Abb. 37). Es entstehen Pseudo-Tuberkel als Zellansammlungen aus Eosinophilen, Makrophagen und Lymphocyten, die sich als kleine Granulome um einzelne Eier oder Eierhäufchen verdichten

---

169 RICHTER (2003a)
170 MEHLHORN (2001)

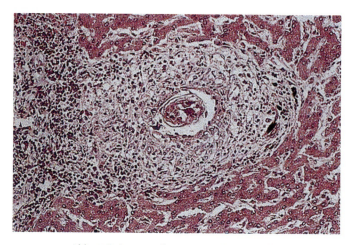

Abb. 38 Lebergranulom um ein *S. mansoni* Ei

und im weiteren Verlauf fibrosieren (Abb. 38). Dies geschieht beispielsweise auch bei der chronischen Leberschistosomiasis. Versuchsmäuse ohne T-Zellen bilden keine derartigen Granulome und gehen an Leberzellverfettung und -nekrose zu Grunde. Wahrscheinlich hilft die T-Zell-Antwort in den Schleimhäuten der Hohlorgane auch dabei, die Eier in das Lumen zu bringen, denn T-zellfreie Mäuse scheiden erheblich weniger Eier aus. Aber auch humorale Antikörper auf die Ei-Antigene SEA lassen sich serologisch als spezifische IgG-Isotypen nachweisen.[171]

Allgemein sind Wurminfektionen mit einer IgE-Antwort und Eosinophilie im Blut assoziiert. Bei einer chronischen Infektion kann man daher erhöhte IgE- und IgG-Spiegel und Eosinophilie als Zeichen einer Wurminfektion finden; spezifisch für Schistosomen sind aber das »Soluble egg antigen« sowie die zirkulierenden CA- und CC-Antigene.

Die Möglichkeiten des Wirtes, sich gegen den Parasiten, seine Larven und Eier zu wehren, umfassen eine komplexe serologische und

---

[171] MEHLHORN (2001)

zelluläre Reaktionskaskade, die den menschlichen Organismus zwar zu schützen sucht, dabei aber auch die betroffenen Organe schädigt: akut oder chronisch, latent oder symptomatisch. Daher lassen sich auch die klinischen Krankheitsbilder in akute und chronische Stadien differenzieren.

4. Klinik und Pathologie der Schistosomiasis

Da die verschiedenen Krankheitsbilder der Bilharziose bzw. Schistosomiasis in den Lehrbüchern ausführlich geschildert sind, sollen hier nur die wichtigen und charakteristischen Merkmale erwähnt werden. Lediglich die Neuroschistosomiasis wird im Anschluss an eine eigene Falldarstellung und anhand der Literatur ausführlicher diskutiert.

I. Akutes Invasionsstadium

Cercariendermatitis: Dringt eine größere Anzahl von Cercarien gleichzeitig in die Haut ein, kann innerhalb von 24 bis 72 Stunden eine Cercariendermatitis entstehen: ein stark juckendes, rotes, kleinpapulöses Exanthem, meist an den Beinen, das einer Hypersensibilitätsreaktion vom Typ I entspricht. Sie heilt innerhalb einer Woche ab. Diese Hautreaktion ist bei kleinen Kindern in Endemiegebieten aber selten, da sie von mütterlichen Immunfaktoren geschützt sind.[172] Häufiger wird diese Dermatitis durch Vogelcercarien am ganzen Körper ausgelöst als sogenannte »swimmers itch«, wobei es aber zu keiner weiteren Erkrankung kommt (Abb. 39).

Katayamafieber: Es tritt vor allem bei Erstinfektion von Nichtimmunen auf und wird als Hypersensibilitätsreaktion vom Typ III, als hyperergische Allgemeinreaktion des Organismus auf die Schistosomula von *S. mansoni* und *S. japonicum* angesehen. Die akute Schistosomiasis geht oft mit hohem (!) Fieber, Urticaria, Hepatosplenomegalie, Kopf- und

---

172 RICHTER (2003)

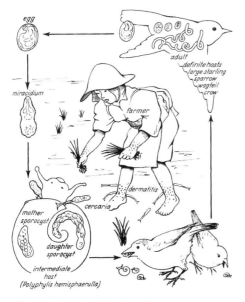

Abb. 39 Asiatische Lehrdarstellung zur Zerkarien-Dermatitis über Vogel-Zerkarien

Gliederschmerzen und eventuell auch mit spastischer Reizung des Bronchialsystems einher; sie tritt etwa vier bis sieben Wochen nach der Erstinfektion mit Cercarien auf und kann ähnlich einer »serum sickness« lebensbedrohlich sein. Bei ausgeprägteren Atemwegssymptomen, längerem Husten, Bronchospastik können im Röntgenthoraxbild multiple noduläre Verschattungen gesehen werden, die sich im CT deutlicher und zum Teil mit einem Halo umgeben darstellen und gegen eine Tuberkulose und andere Erkrankungen abgegrenzt werden müssen. Sie sind Ausdruck einer inflammatorischen allergischen Vasculitis, Alveolitis und Bronchitis.[173]

Zur Abgrenzung gegen Malaria seien die hohe Eosinophilie, oft > 30 % und die erhöhte BSG (ESR) erwähnt. Bei Kindern im Endemiegebiet von S. japonicum auf den Philippinen habe ich diese Erkrankung jedoch nicht häufig beobachtet.

II. Chronische Infektion

Hier wird die Pathologie von der Immunantwort auf die abgelegten Eier bestimmt. Man schätzt, dass nur 10–50 % aller produzierten Eier den Köper über die Ausscheidungsorgane verlassen. Dennoch entwickelt nur ein Teil der Patienten typische Beschwerden oder Krankheitssymptome.

---

173 WALDMANN (2001)

Die vorwiegend durch die Ei-Antigene bedingte humorale wie auch über Zytokine stimulierte zelluläre Immunantwort führt zu der oben beschriebenen periovulären Granulombildung. Das Austreten der Wurmeier aus dem Kapillarsystem der Blasen-und Darmmucosa erzeugt lokale, leicht blutende Entzündungen.

Die von S. haematobium verursachte **Blasenbilharziose** äußert sich zunächst durch die typische Hämaturie, das Blutharnen, infolge von Schleimhautläsionen, die von den Eiern hervorgerufen werden. Im weiteren, unbehandelten Verlauf sind chronische Cystitis, Blasensteine und Polypen, Ureterstenosen mit Hydronephrose, eine verkalkte, kontraktionsunfähige Blase und das Blasencarcinom möglich.

Die Genitalbilharziose kann bei Frauen zur Salpingitis mit Infertilität oder Extrauteringravidität, zu ulzerierenden und papillomatösen Wucherungen an äußeren und inneren Geschlechtsorganen führen. Ein Fall von vesico-vaginaler Fistelbildung mit Nachweis von Bilharzioseeiern an der vesikalen Öffnung des Fistelganges wurde kürzlich beschrieben.[174] Bei Männern können Samenbläschen, Nebenhoden und die Prostata betroffen sein. Erreger der Genitalbilharziose ist S. haematobium.

Die intestinale Bilharziose ist Folge der Infektion mit S. mansoni, S. japonicum und S. mekongi, die eine Colitis verursachen: sei es eine eher leichte Entzündung mit unspezifischen Bauchbeschwerden oder im Sinne einer Dysenterie mit abdominalen Spasmen und blutiger Diarrhoe. Obgleich in allen Teilen des Dünn- und Dickdarmes Schistosomeneier gefunden werden, bleiben die schweren Veränderungen meist auf den Dickdarm beschränkt. Hier können blutende Ulcera, narbige Strikturen und polypöse Massen entstehen. Vernarbungen im

---

[174] RICHTER (2008)

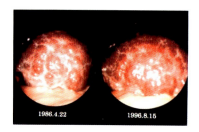

Abb. 40 Laparoskopisches Bild der Leberoberfläche bei Schistosomiasis

Gefäßsystem führen auch dazu, dass Eier nicht mehr vom Kapillarbett ins Darmlumen gelangen können, vermehrt in der Schleimhaut bleiben oder in den Pfortaderbereich zurück geschwemmt werden. Eine Magenschistosomiasis wurde wiederholt in Biopsiematerial gefunden.[175] Typisch für die intestinale Bilharziose ist auch ihr segmentaler Befall, wie ihn schon BILHARZ beschrieb (Abb. 43).

Die hepatolienale Bilharziose als Leberfibrose mit sekundärer Splenomegalie entwickelt sich, abhängig von der Parasitenlast, bei bis zu 30 % der mit S. mansoni und S. japonicum und S. mekongi befallenen Patienten.[176] In das Pfortadersystem gelangende Eier verursachen hier perivasculär die von SYMMERS beschriebene Pipestem-Fibrose bei S. mansoni bzw. die typische Netzwerkfibrose bei S. japonicum. Die Leber bekommt in ausgeprägten Fällen eine unregelmäßige, kleinhöckrige Oberfläche und ist von weißen Bindegewebsbändern durchzogen. Die möglichen Konsequenzen bei massiver Infektion und Reinfektion sind die portale Hypertension mit all ihren Folgen, wie bei einer klinischen Lebercirrhose. Aber viele Patienten sind trotz chronischer Infektion auch symptomfrei, und der Parasitenbefall kann jahrelang unentdeckt bleiben. Dennoch kann auch schon im Kindesalter der Infektionsverlauf zu einem schwerwiegenden Krankheitsbild mit einer Wachstumsretardierung, der Dystrophie und allen Zeichen einer Lebercirrhose zum Tode führen (Abb. 40, 41, 42).

---

175 MANSON (1902)
176 MEYER (2001)

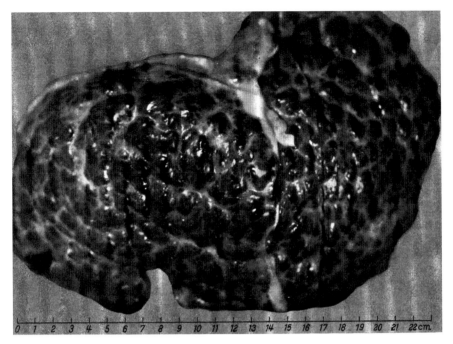

Abb. 41 Schwere Leberschistosomiasis

Ektopische Bilharziose: Bleiben zahlreiche Schistosomula im Lungenkapillarbett hängen, oder werden Eier über portocavale Anastomosen in die Lunge geschwemmt, beziehungsweise gelangen sie bei schwerer Leberschistosomiasis über neue portocavale Anastomosen dorthin, können sich durch multiple Fibrosierungsprozesse in den Kapillaren eine pulmonale Hypertension und ein *Cor pulmonale* entwickeln oder auch eine Leberschistosomiasis komplizieren.[177] Ein solcher Verlauf wird durch portosystemische Shuntoperationen begünstigt! Eine pulmonale Schistsomiasis kommt vor bei *S. mansoni, S. japonicum*, seltener bei *S. haematobium*.[178]

---

177 WALDMANN (2001)
178 Vgl. LORTET; VIALLETON (1894)

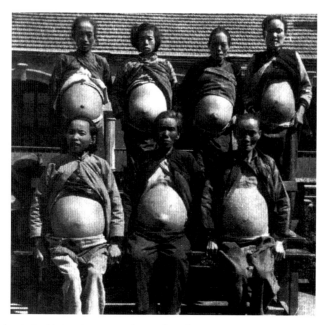

Abb. 42 Chinesische Patientinnen mit hepatolienaler asiatischer Schistosomiasis an einem Krankenhaus auf Behandlung wartend (China in den 1960er Jahren)

Bei Patienten mit *S. mansoni* tritt gehäuft ein nephrotisches Syndrom auf, wohl infolge einer Immunkomplex-bedingten mesangiokapillären Glomerulonephritis.[179]

Die Neuroschistosomiasis, hervorgerufen durch Eier oder aberrante Würmer im Zentralnervensystem, ist bei *S. mansoni* eher im Rückenmark als transversale Myelitis lokalisiert, bei *S. japonicum* eher als cerebrale Schistosomiasis, die sich häufig in einer Epilepsie manifestiert. Hier bilden cerebrale periovuläre Granulome einen epileptogenen Focus und mit dem umgebendem Ödem oft auch eine raumfordernde größere Läsion (Abb. 43).

---

179 RICHTER (2003a)

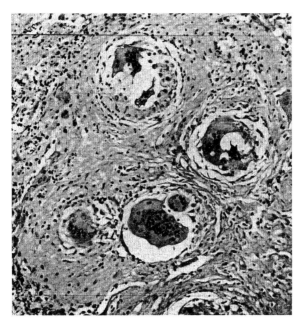

Abb. 43 Cerebrale Schistosomiasis: Nester mit abgestorbenen Schistosomen-Eiern im Cortex cerebri

Sensibilitäts- oder motorische Störungen, spastische Monoplegien, Hemiplegien, Zeichen einer Encephalitis oder transversalen Myelitis, cerebrale Anfälle, dies alles kann Folge einer Neuroschistosomiasis in Endemiegebieten sein oder auch nach Reiseinfektionen auftreten, wie folgend dargestellt wird.[180]

Interaktion mit anderen Erregern
Bakterielle Sekundärinfektionen der Haut bei aufgekratzten Läsionen der Cercariendermatitis, bei Erosionen oder Stau im Bereich der Harnwege infolge von Blasenbilharziose sind mögliche Komplikationen. Wichtig ist, dass Schistosomen auch Salmonellen beherbergen und ausscheiden können. Hier hilft dann nur die zusätzliche Wurmbehandlung,

---

180 BETTING et al. (2005)

um eine Salmonellose auszuheilen. Eine vermehrte Koinzidenz von Bilharziose und HIV oder anderen Geschlechtskrankheiten ist bisher nicht beschrieben worden. Da in Asien die chronische Hepatitis B gehäuft vorkommt, ist das Zusammentreffen mit einer Lebercirrhose in asiatischen Schistosomiasisgebieten durchaus zu bedenken.

In manchen Gebieten Afrikas können gleichzeitige Infektionen durch zwei, seltener auch drei Schistsosomenarten vorkommen, so dass Stuhl und Urin untersucht werden müssen.

Erwähnen möchte ich die in Ägypten häufig beobachtete Kombination von Leberschistosomiasis (durch S. mansoni) und Hepatitis C. Seit das Hepatitis C Virus Anfang der 1990iger Jahre entdeckt wurde, erkannte man in Ägypten eine occulte HCV-Seuche, und dies insbesondere bei Familien, die in Bilharziose-Endemiegebieten als Fellachen leben. Sie litten an der Doppelinfektion, wobei HCV durch die Massenbehandlung mit dem intravenös verabreichten Fuadin® gegen die Bilharziose verbreitet worden war. Die gleichzeitige Infektion bewirkt eine raschere Progredienz der Lebererkrankung in eine Cirrhose mit häufigeren Komplikationen[181]. In einer Untersuchung von 2001 wurde dies zusammenfassend ausgedrückt: »Concurrent HCV infection and schistosomal liver disease result in a much more severe liver disease than that seen with either disease alone.«[182] Meistens handelt es sich um den Genotyp 4 des HCV. Die Häufigkeit der HCV-Infektion wurde für Ägypten im Jahr 2000 regional mit 14–51 % angegeben und stellt ein großes Gesundheitsproblem dar. Die Inzidenz des Lebercarcinoms und die Mortalitätsrate sind dabei signifikant erhöht.[183]

---

181 STRICKLAND (2006)
182 GAD; TANAKA et al. (2001)
183 KAMAL; MADWAR et al. (2000); – HALIM; GARRY; DASH (1999)

5. Diagnostik der Bilharziose

Im Wesentlichen gibt es folgende Methoden:

1. Der direkte mikroskopische Nachweis morphologisch unterschiedlicher Parasiteneier im Stuhl (Kato Katz möglichst 3 mal), Urin (möglichst mittags, Nucleopore-Filter), in Biopsiematerial (z. B. Rectum- und/oder Genitalschleimhaut) oder im Ejakulat gilt als Goldstandard. Je nach Dichte der Eier in den Proben kann auf die Wurmlast geschlossen werden.

2. Makro- oder Mikrohämaturie, Dysenterie, Eosinophilie und IgE-Erhöhung im Blut oder klinische Zeichen einer Lebercirrhose gelten in Endemiegebieten als hinweisende Befunde. Der Nachweis von soluble Ei-Antigenen (SEA) mit Immunofluoreszenz oder ELISA und ein serologischer Antikörpernachweis sind spezifisch, lassen aber keine Unterscheidung zwischen einer schon behandelten und aktuellen Infektion zu. CAA und CCA sind als Wurmantigene im Serum wie im Urin sensitiv für eine aktive Infektion.[184] Für *S. mekongi* in Laos und Kambodscha wurde ein auf dem SEA beruhender »dipstick« als Quicktest entwickelt, der recht zuverlässig sein soll, aber auch auf den kleinen chinesischen Leberegel reagiert, so dass der Test irreführen kann.[185]

3. Die Ultraschalluntersuchung: hat sich als praktische und aussagekräftige diagnostische Methode besonders für die Leberschistosomiasis etabliert, aber auch andere chronische Organveränderungen durch Bilharziose können mit ihr erfasst werden (s. bildgebende Verfahren).

4. Ganz aktuell wurde im April 2009 von deutschen Wissenschaftlern beschrieben, dass sich zellfreie Parasiten-DNA der Pärchenegel mittels real time PCR bei Infizierten im Serum nachweisen lässt; dies auch schon im akuten Stadium des Katayama Fiebers, wenn

---

184 Dübbelde (2007)
185 Zhu; Socheat et al. (2005)

der Nachweis von Eiern mikroskopisch noch gar nicht möglich ist. Nach einer antiparasitären Behandlung konnte die Konzentration der Parasiten-DNA nach kurzfristigem Anstieg, wohl infolge des Wurmzerfalls, bei weiteren Kontrollen abfallend gemessen werden. Die Autoren schätzen, dass es ungefähr ein Jahr dauere, bis sie ganz negativ werde. Die bisherige Patientenzahl sei aber zu klein, um die sofortige klinische Umsetzung empfehlen zu können. Das Verfahren eigne sich aber im Prinzip der hohen Sensitivität wegen nicht nur für diagnostische Zwecke, sondern auch zur Therapiekontrolle.[186]

Bildgebende Verfahren in der Diagnostik der Schistosomiasis
Zur Darstellung pathologischer Organveränderungen kommen alle modernen Möglichkeiten zur Anwendung: Röntgen, Szintigramm, Ultraschall, Doppler-Sonographie, CT, MRT, Endoskopie und Laparoskopie. Die Untersuchungsmethoden werden je nach vermutetem Organbefall eingesetzt. Dabei sind aber nur die chronischen Manifestationen der Erkrankungen erkennbar.

Röntgen-Thorax (CXR= Chest X-Ray) wird für die pulmonale Schistosomiasis eingesetzt, die im Gefolge einer *S. mansoni*- oder *S. japonicum*-Infektion, selten auch bei *S. haematobium* auftreten kann. Sie zeigt sich als *Cor pulmonale* oder in rezidivierenden Pneumonien mit Haemoptysen.[187] Röntgenologisch allein ist aber keine eindeutige Diagnose möglich.

Für die Blasen-, Ureter- und Nierenveränderungen bei chronischer Infektion mit *S. haematobium* kommen die üblichen röntgenologischen Darstellungsmethoden mit und ohne Kontrastmittel in Betracht.

---

186 Vgl. Deutsches Ärzteblatt 23. 4. 2009; – Wichmann, Panning et al. (2009)
187 N'Dong, et al (2005)

Szintigraphie:
Die früher in Japan zur Diagnostik der schistosomalen Lebererkrankung angewendete Szintigraphie ist seit gut 20 Jahren weitgehend durch die Ultraschalluntersuchung ersetzt worden.[188]

Ultraschall (US):
Für die Blasen- und Nierenveränderungen bei *S. haematobium* zeigt die US-Untersuchung typische Befunde: Verdickung der Blasen-/distalen Ureterwand, Polypenbildung in der Blase oder andere »bladder masses«, Aufstau durch Ureterstenosen mit Hydronephrose und Konkrementbildungen.

Bei der Darmbilharziose durch *S. mansoni*, *S. japonicum*, *S. mekongi* und *S. intercalatum* ist die Sonographie noch nicht so etabliert beziehungsweise ihr Wert ist unsicher. Kommt es aber im Rahmen dieser Infektionen auch zu einer chronischen Lebererkrankung, so sind die US-Bilder der Leber charakteristisch:

Leberbilharziose: Seit 1981 wurden mehr und mehr Berichte zu Ultraschallveränderungen der Leber bei chronischer Leberschistosomiasis veröffentlicht, die als Netzwerk, Fish-scale-pattern oder Turtleback-Muster beschrieben wurden.[189] Dabei lässt sich eine Periportalfibrose bei *S. mansoni* unterscheiden von dem eigenartigen Network-pattern bei der asiatischen Leberschistosomiasis. Beide US-Befunde können aber in Ostasien auch gemeinsam vorkommen.[190]

Die Periportalfibrose ist an der baumartigen, echodichten Bindegewebsverdichtung entlang der größeren Portalgefäße erkennbar. Die fibrotische Verdickung als helle Echogenitätsringe um die Portalvene bis in ihre peripheren Äste kann auf manchen Bildern wie ein »starry sky« pattern imponieren, wenn die Gefäße im Querschnitt getroffen sind. Je weiter hier der pathologische Prozess fortschreitet, umso mehr

---

188 OHMAE (2003)
189 OHMAE (2003)
190 KARDOFF; DÖHRING (2001)

bilden sich die auch sonographisch erfassbaren Zeichen der portalen Hypertension aus, die sich dann auch klinisch manifestiert, oft verbunden mit massiver Splenomegalie. Über die Einstufung in Schweregrade der Leberveränderungen im US-Bild hat es in den 90iger Jahren verschiedene Konsenskonferenzen gegeben, um für wissenschaftliche Untersuchungen international verbindliche Kriterien zu schaffen. Dieses Scoring ist aber für die normale klinische Diagnostik entbehrlich.[191]

Bei der Netzwerkfibrose sind die Fibrosebänder entlang der Grenzflächen der Leberlappen, Segmente und Lobuli entstanden, nicht baumartig, sondern netzförmig. Dabei kann das Netzwerk weitmaschig oder auch sehr engmaschig sichtbar sein. Die Äste und Ästchen der Portalgefäße erstrecken sich im Zentrum der Netzfelder. Im Gegensatz zur Periportalfibrose verlaufen die netzartigen Linien nicht mit dem portalen Gefäßsystem, sondern sie sind mit den Lebervenen und ihren Abzweigungen sowie mit der Leberkapsel verbunden.[192] Das Networkpattern kann, auch nach eigenen Beobachtungen, ein Zufallsbefund sein und scheint in seiner Ausprägung weniger mit einer portalen Hypertension zu korrelieren als das US-Bild der Periportalfibrose.[193]

Berichte über sonographische Kontrollen einer eventuellen Rückbildung der Leberpathologie nach Praziquantelbehandlung sind nicht eindeutig. In manchen Fällen wurde eine Verminderung des Durchmessers der Portalvene bei periportaler Fibrose festgestellt, während er bei der Netzwerkfibrose länger konstant bleibt.[194]

Gallenblasenveränderungen: Häufig kommt es bei der fortgeschrittenen hepatolienalen Schistosomiasis auch zu einer Gallenblasenwand-

---

191 KARDOFF; DÖHRING (2001)
192 DÜBBELDE (2007)
193 KARDOFF; DÖHRING (2001)
194 RICHTER (2000)

verdickung, von der echoreiche Bindegewebsverdichtungen in die Leber ziehen.[195]

Die **Dopplersonographie** ergibt eine bessere Darstellung der Portalgefäße und der Fließgeschwindigkeit; farbliche Abgrenzung gegenüber den periportalen fibrotischen Verdichtungen sind hier möglich. Ebenso kann die Methode zur Diagnose einer pulmonalen Hypertension bei Schistsosomiasis herangezogen werden.

CT und **MRT:** Zur Diagnose der Leberschistosomiasis sind diese Untersuchungen weniger wichtig als der Ultraschall; die Sensitivität des CT ist sogar noch höher als die des MRT.[196] Jedoch können im CT offenbar Calcifizierungen der Leberkapsel besser als im US erkannt werden. Septale Verdichtungen mit oder ohne gleichzeitige capsuläre Verkalkungen im CT der Leber wurden von Japanern 1993 ausführlich beschrieben.[197]

Für die Diagnose einer cerebralen Schistosomiasis sind ein craniales CT und/oder MRT unverzichtbar, auch wenn sie keinen Beweis liefern. Im Zusammenhang mit Anamnese, Klinik, Stuhl- und Blutuntersuchungen kann der Nachweis einzelner oder multipler kleiner Verkalkungsherde mit perifokalem Ödem eine Neuroschistosomiasis weitgehend sichern.

Auch die multiplen fibrös-granulomatösen Lungenherde bei pulmonaler Schistosomiasis lassen sich deutlich im Lungen-CT darstellen.[198]

Endoskopie: Wenngleich bei intestinaler Schistosmiasis Wurmeier im gesamten Intestinaltrakt gefunden wurden, so sind doch die makrosko-

---

195 Kardoff; Döhring (2001)
196 Ohmae (2003)
197 Monzawa (1993)
198 Waldmann (2001)

pisch sichtbaren ulcerativen oder polypösen Veränderungen meist auf die distalen Darmabschnitte beschränkt, die bei chronischem Verlauf auch zu einer Stenose führen können. Im akuten Stadium einer Dysenterie finden sich Erythem und granuläre Veränderung der Darmmucosa, durchsetzt mit unregelmäßigen Ulcerationen. Im chronischen Stadium werden gelbliche irreguläre Flecken beschrieben und federartige abnorme Gefäße; *spider*-Gefäßveränderungen werden bei schistosomenbedingter portaler Hypertension angegeben.[199]

Ebenso wie bei anderen Lebercirrhosen können auch die Ösophagusvarizen endoskopisch nachgewiesen und behandelt werden.

Die Cystoskopie kommt bei der Blasenbilharziose zum Einsatz; die Pathologie an Blase und Uretermündungen sind gut erkennbar und ermöglichen urologische Eingriffe.

Es ist üblich, alle endoskopischen Methoden auch mit einer Gewebebiopsie zum Nachweis einer Ei-Deposition in der Schleimhaut und eventuell der Egel selbst zu verbinden.

Laparoskopie: Auch laparoskopische Untersuchungen zur Beurteilung der Leberoberfläche sind durchgeführt worden, die eindrückliche Befunde ergaben. (s. Abb. 40) Ich meine aber, dass die Indikation in Anbetracht der sich ständig verbessernden US-Geräte nur noch selten gegeben ist.

BILHARZ arbeitete allein mit makroskopischen und mikroskopischen Beobachtungen. Heute verfügen wir über deutlich verbesserte direkte und indirekte optische Darstellungsmethoden, dennoch bleibt das Mikroskop weiterhin unverzichtbar.

6. Therapie der Bilharziose

Zur Therapie der Cercariendermatitis genügt eine symptomatische Behandlung mit Antihistaminika, in schweren Fällen helfen Corticoide

---

199 OHMAE (2003)

zusätzlich. Die eigentliche Wurmbehandlung soll erst nach Rückgang der akuten Symptome erfolgen; Schistosomula und unreife Würmer sprechen zudem schlecht auf die meisten Anthelminthica an.[200]

Das Katayama-Fieber sollte immer stationär behandelt werden. Hier kommen Antihistaminika und oft Corticoide, gelegentlich Bronchospasmolytica zum Einsatz; die Wurmbehandlung erfolgt ebenfalls erst nach Abklingen des akuten, fieberhaften Krankheitsbildes.

Zur Behandlung der manifesten Bilharziose stehen verschiedene Wurmmittel zur Verfügung: Praziquantel (z. B. Biltricide®), Metrifonat, Oxamniquin und Artemesinin (Artesunat).

Praziquantel ist das Mittel der Wahl, da es gegen alle Schistosomenarten gut wirksam ist, oral gegeben werden kann und nur geringe Nebenwirkungen hat. Die Dosierung beträgt:
20 mg/kg Körpergewicht für *S. haematobium*
40 mg/kg Körpergewicht für *S. mansoni*
60 mg/kg Körpergewicht für *S. japonicum*, *S. mekongi* sowie
S. intercalatum.

Die nach dem Körpergewicht errechnete Gesamtdosis soll innerhalb eines Tages auf zwei bis drei Einzeldosen verteilt und im Abstand von vier bis sechs Stunden eingenommen werden. Bei hoher Wurmlast und ektopischen Erkrankungsformen kann diese Therapie drei Tage hintereinander angewendet werden.

Die angegebenen Dosierungsrichtlinien gelten auch für Kinder. In Endemiegebieten wird eine regelmäßige Wiederholung der Therapie empfohlen, vor allem für Kinder.[201] Das diesbezügliche nationale Therapieschema auf den Philippinen mit Praziquantel ist im Anhang wiedergegeben.

---

[200] RICHTER (2003a), S. 38
[201] RICHTER (2003b), S. 177

Die antiparasitäre Wirkung des Praziquantel besteht in einer neuromuskulären Lähmung des adulten Wurmes, der seinen Halt am Gefäßendothel verliert und paralysiert abstirbt. Zum weiteren wird eine Vakuolisierung des Wurmintegumentes hervorgerufen, die zum Verlust der vom Wirt geborgten Antigeneigenschaften führt; der Parasit wird damit von den Immunzellen des Körpers erkannt. Praziquantel hat keinen Einfluss auf die Wurmeier, sodass es nach der Therapie noch nach vier Wochen zur Ausscheidung von Eiern kommen kann. In der Schwangerschaft gilt Praziquantel nicht mehr als streng kontraindiziert.[202] Der geringe Übergang in die Muttermilch ist ohne klinische Bedeutung.

Oxamniquin ist gegen *S. mansoni* in einer Dosis von 20 mg/kg KG wirksam. Es wird gerne in Südamerika eingesetzt, aber zunehmend durch das billigere Praziquantel ersetzt. Oxamniquin ist in der Schwangerschaft kontraindiziert!

Metrifonat ist ein Cholesterinesterasehemmer und mit einer Dosierung von 7,5–10 mg/kg Körpergewicht gegen *S. haematobium* wirksam; die Therapie muss aber nach zwei und vier Wochen wiederholt werden; bei Schwangeren ist sie ebenfalls kontraindiziert.

Artesunat, eigentlich ein Antimalariamittel, erwies sich in China auch gegen junge Würmer und Schistosomula wirksam[203], adulte Würmer hingegen werden kaum beeinträchtigt. Gelegentlich ist wegen dieser unterschiedlichen Wirkungen auch eine Kombination mit Praziquantel indiziert.[204] Artesunat soll aber nicht als Bilharziosemittel in Malariagebieten eingesetzt werden, um die Bildung resistenter Plasmodien zu vermeiden.

Auch die drei letztgenannten Medikamente wirken nur auf lebende Trematoden, jedoch nicht auf die Eier.

---

202 MEHLHORN (2001), S. 605
203 RICHTER (2003a), S. 40
204 LI (2005)

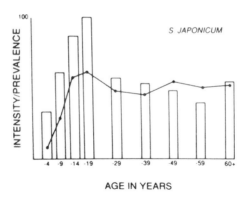

Abb. 44 Prävalenz-Statistik der *S. japonicum*-Infektion in einem Endemie-Gebiet. Maximum der Infektionsraten um das 20. Lebensjahr

Leichtere, schon eingetretene Organveränderungen können sich zurückbilden, chronisch fibrosierende Prozesse sind allerdings durch eine antiparasitäre Therapie nicht reversibel. Die lange Lebensdauer der Parasiten macht eine Therapie in jedem Stadium bereits etablierter Infektionen erforderlich. Bei anhaltender Exposition sollte wiederholt behandelt werden, um die Parasitenlast immer wieder zu vermindern oder möglichst ganz zu beseitigen.

7. Zur Prävalenz und Epidemiologie

Als Prävalenz bezeichnet man die Häufigkeit der Infektion bei einer gegebenen Population zu einem bestimmten Zeitpunkt. Neugeborene infizierter Mütter sind wahrscheinlich durch mütterliche IgG-Antikörper geschützt. Ab einem Alter von vier Jahren nehmen Infektionsrate und Reinfektion bei Kindern kontinuierlich bis zum Alter von 20 Jahren zu, um dann langsam wieder abzufallen und sich je nach endemischer Situation auf einem bestimmten Durchseuchungsgrad einzupendeln. Alle Schistsosomenarten erreichen den Gipfel der Häufigkeit und Infektionsintensität in der zweiten Lebensdekade.[205] (Abb. 44)

---

205 JORDAN (1993) S. 114–115

Die geographische Ausbreitung der verschiedenen Bilharziosen ist, wie schon erwähnt, an die Lebensräume der Zwischenwirte gebunden.

In Ägypten wurden die Verbreitungsgebiete von S. haematobium nach dem Bau des Assuanstaudammes großflächig durch S. mansoni Infektionen ersetzt, da die Schnecken der Gattung *Biomphalaria* bei konstanter Bewässerung bessere Lebensbedingungen haben als die Arten der Gattung *Bulinus*. S. intercalatum ist nur in einigen zentralafrikanischen Ländern verbreitet. In manchen afrikanischen Ländern, wie z. B. dem Kongo, kommen alle drei Arten nebeneinander vor, in vielen anderen *S. mansoni* und *S. haematobium* gleichzeitig, sodass hier Doppelinfektionen möglich sind.[206] Fast ganz Afrika ist ein Risikogebiet für Schistosomiasis. Die arabischen Länder sind ebenfalls betroffen, der Libanon ist bilharziosefrei. In der Türkei ist das Risiko gering.

In Indien soll es einen noch nicht klar umschriebenen Bilharzioseherd bei Hyderabad geben.

In Ostasien wird die intestinale und hepatolienale Bilharziose durch *S. japonicum* hervorgerufen, in Laos und Kambodscha durch S. mekongi. In Thailand soll es angeblich keine Bilharziose geben[207]. Von den Philippinen soll noch ausführlich die Rede sein. Japan gilt als bilharziosefrei, in China existieren noch einige kleinere Herde, die aber viele Menschen betreffen. In Südamerika sind vor allem Brasilien, aber auch Venezuela betroffen, ebenso einige Karibik-Inseln. Für Russland liegen mir keine Angaben vor. In Europa, USA und Australien sind ebenfalls keine endemischen Gebiete bekannt, jedoch kommt es immer wieder zu Erkrankungen bei Einwanderern und Touristen.

Nach LESTER CHITSULO et al. (2000)[208] ist z. B. die Zahl der Menschen, die einem Infektionsrisiko ausgesetzt sind, am höchsten in Nigeria: 101 Millionen von 111 Millionen Einwohnern.

---

206 RICHTER (2003b)
207 CHITSULO, ENGELS, MONTRESOR, SAVIOLI (2000)
208 CHITSULO, ENGELS, MONTRESOR, SAVIOLI (2000)

In China sind 60 Millionen von 1200 Millionen Einwohnern der Infektion ausgesetzt,
in Ägypten 50 von 58 Millionen,
im Kongo 38 von 49 Millionen,
in Brasilien 35 von 159 Millionen,
in Äthiopien ca. 30 von 56 Millionen und
in Tansania 29,6 von 29,6 Millionen Einwohnern, das heißt 100 % der Bevölkerung.

Für die Philippinen wurden für das Jahr 2000 sechs von 68 Millionen angegeben, die der Infektion ausgesetzt sind, für das Jahr 2005 sieben Millionen, also etwa 10 % der Gesamtbevölkerung. Im Land der 7000 Inseln steht die Schistosomiasis nach Malaria und Tuberkulose an dritter Stelle.[209] Endemische Gebiete liegen auf den Inseln Leyte, Samar, Mindano und Luzon:

Insgesamt ist die Bilharziose weltweit in Ausbreitung begriffen. Staudämme zur Energiegewinnung und Bewässerungskanäle haben auch die Lebensbedingungen für die Süßwasserschnecken verbessert. Im Senegal traten Schistosomen erst nach dem Bau eines Staudamms auf, die Prävalenz stieg von 0 auf 90 %[210]. Auch Ägypten ist ein Beispiel für den Infektionsanstieg nach Einführung großflächiger Bewässerungsanlagen. Darüber hatte LEIPER schon 1916 nachgedacht; er untersuchte die Fließgeschwindigkeit der Kanalwässer, die Überlebensdauer der Miracidien, bevorzugte Bereiche der Cercarien im Wasser und Bewuchs mit Wasserpflanzen. Er wollte daraus entsprechende Empfehlungen ableiten, beispielsweise ob Brauchwasser für 48 Stunden stehen oder in unterirdischen Wasserleitungen fließen soll[211].

Heute gilt für Europäer, die in Endemiegebiete reisen, jeden Hautkontakt mit möglicherweise cercarienhaltigem Wasser zu vermeiden.

---

209 Granada University Congress (2005)
210 RICHTER (2003a)
211 LEIPER (1915)

In Ruanda haben Ärzte für die Dritte Welt allerdings folgenlos im Kivu-See gebadet, da es an dieser Stelle keine Wasserpflanzen gab und daher auch nicht mit Schnecken zu rechnen war.

Teil III
Eigene Beobachtungen auf den Philippinen

1. Schistosomiasis in Valencia auf Mindanao

Nachfolgend soll von *S. japonicum* auf Mindanao berichtet werden, wie ich sie im Bukidnon Community Health Care Center with German Doctors [CHCC] in der Stadt Valencia erlebt habe. Es handelt sich dabei um ein kleines Hospital mit 35 Betten, die sich auf eine Kinder-, eine Erwachsenen-, eine Tuberkulose- und eine kleine chirurgische Station verteilen. An den Werktagen suchen ca. 200 bis 300 Patienten täglich die Ambulanz auf. Zwei philippinische und zwei deutsche Ärzte arbeiten eng zusammen, das Pflegepersonal ist ausschließlich philippinisch und sehr kompetent. Die Laboruntersuchungen beschränken sich auf ein einfaches Basisprogramm, Röntgenbilder können in einem nahegelegenen Privatkrankenhaus gemacht werden. Die von der Hilfsorganisation »Ärzte für die Dritte Welt« finanzierte Einrichtung dient der kostenlosen Untersuchung und Behandlung von Patienten, die die üblichen Gebühren für eine medizinische Konsultation und Medikamente nicht aufbringen können. Niedergelassene Fachärzte in der nahen Umgebung unterstützen das Hospital mit ihren Konsiliaruntersuchungen.

Das Krankenhaus in Valencia ist eine Einrichtung der unteren Kategorie in der stationären Gesundheitsversorgung (Abb. 45, 46, 47). Für eine CT-Untersuchung müssen Patienten der Armutsklientel eine Bescheinigung des Dorfältesten vorlegen, dass sie finanziell bedürftig sind; wenn nötig erfolgt auch ein Hausbesuch. Danach kann in der etwa drei Stunden entfernten Küstenstadt Cagayan de Oro bei der staatlichen Lotteriestelle, die Geld für soziale Zwecke ausgibt, die Kostenübernahme für eine solche Untersuchung beantragt werden. Dies gelingt meist nur zum Monatsanfang, gegen Ende sind die Kassen leer. Immer müssen Patienten und ihre Angehörigen auf der »watchers area« des dortigen Hospitals der »Ärzte für die Dritte Welt« warten, bis die Untersuchung erfolgen kann. Das kann Tage dauern.

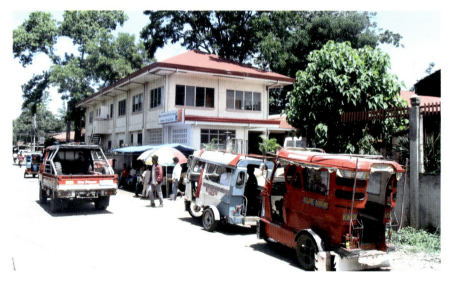

Abb. 45 Das Hospital von Valencia (Foto von Klaus Eckert)

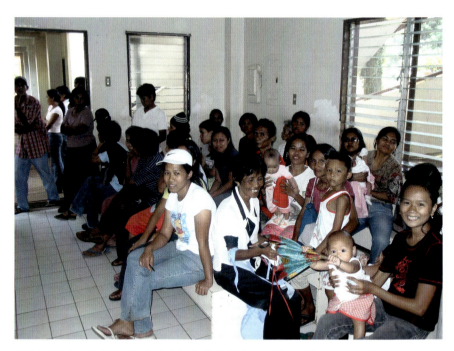

Abb. 46 Wartende Patienten in der Ambulanz (Foto von Klaus Eckert 2007)

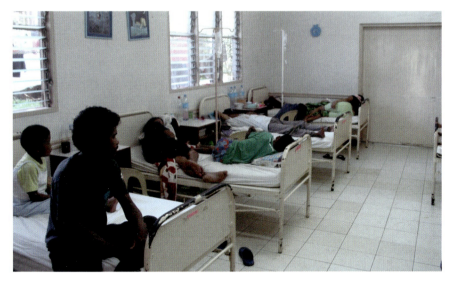

Abb. 47 Erwachsenenstation in Valencia (Foto von KLAUS ECKERT 2007)

In Schulen auf Mindanao wurde mit einem Screening auf Schistosomiasis begonnen, um besonders gefährdete Kinder frühzeitig therapieren zu können. Die Aufklärung der Bevölkerung wird dadurch unterstützt, dass die Hilfsorganisation in sogenannten *Mother Classes* Schulungen durchführt, die von Ärzten und Schwestern des CHHC Valencia und dem Team in Cagayan de Oro geleistet werden. Dies dient nicht nur der Schistosomiasisprophylaxe, sondern betrifft auch die Ernährung, Säuglingspflege und die allgemeine Krankheitsvorsorge.[212]

Bevor ich von eigenen Erfahrungen spreche, möchte ich einige Bemerkungen zur Geschichte der Schistosomiasis auf den Philippinen vorausschicken:

Es wird vermutet, dass alle geographischen Rassen des *S. japonicum* von einem gemeinsamen Vorfahren in Südchina abstammen und sich ausgebreitet hatten, bevor die Trennung Japans und der Philippinen

---
[212] Der deutsche Koordinator auf den Philippinen Dr. phil. DIETMAR SCHUG und seine philippinische Frau haben sich um diese Aufklärungsmaßnahmen besonders verdient gemacht.

sowie Taiwans vom asiatischen Festland erfolgte. Die Schnecken scheinen sich erst nach der geographischen Isolierung zu Unterarten ausgebildet zu haben. Die verschiedenen philippinischen Inseln stellen ebenfalls geographisch isolierte Gebiete dar, wo sich im Lauf der Evolution aufeinander abgestimmte Eigenschaften der Schnecken und Schistosomen entwickeln konnten, die dann mit Organismen von einer anderen Insel nicht mehr kompatibel sind; beispielsweise zeigen sich im Tierversuch Oncomelania-Arten von Leyte nur wenig empfänglich für *S. japonicum* aus Mindoro und gar nicht für solche aus Mindanao. »Jede geographische Rasse von Schistosomen infiziert auch am besten die Oncomelanien der eigenen Region.«[213] *Schistosoma japonicum vel Cattoi* wurde erstmals 1906 auf den Philippinen beschrieben, zwei Jahre später bei Gefängnisinsassen in Manila gefunden, die aus heute bekannten Endemiegebieten stammten. Ob schon die Ureinwohner der Philippinen an Schistosomiasis litten, kann nur vermutet werden. Der Entdecker von *Oncomelania hupensis quadrasi*, OTTO FRANZ VON MOELLENDORF (1848–1903), konnte 1895 die Bedeutung dieser Schnecke noch nicht wissen. Ihre Funktion als Überträger für *S. japonicum* wurde erst 1932 auf der Insel Leyte von MARCOS TUBANGUI (1893–1949)[214] erkannt; sofort wurde mit ersten Bekämpfungsmaßnahmen begonnen. Auf Mindanao wurden 1941 erste Endemiegebiete entdeckt.[215]

Auf den Philippinen kommt nur *S. japonicum* vor. Die Stadt Valencia liegt auf dem zentralen Hochplateau Bukidnons der südlichen großen Insel Mindanao und ist umgeben von grünen Reisfeldern, auf denen sich in der Regenzeit weite Wasserflächen ausbreiten. Hier ist *Oncomelania hupensis quadrasi* heimisch; sie soll aber auch in natürlichen

---

213 BERNER (1984)
214 Philippinischer Zoologe, Parasitologe und Veterinärmediziner an der Philippinischen Universität Manila
215 BERNER (1984)

Teichen und Tümpeln vorkommen, die von der Bevölkerung in der heißen Jahreszeit gerne zur Abkühlung aufgesucht werden. In den Feuchtgebieten auf dem Schulweg durchqueren Kinder kleine Bäche, und Bauern waten barfuß hinter ihren Wasserbüffeln durch den nassen Schlamm, wenn die Erde für die Reispflanzen gepflügt wird.

Bisher war mir die asiatische Schistosomiasis noch nicht in tropenmedizinischen Einsätzen begegnet. Meine Vorgängerin in Valencia machte mich auf die Erkrankung aufmerksam und zeigte mir erste Ultraschallbilder einer Schistosomiasis der Leber: das ausgeprägte Network-pattern war deutlich als ein Netz unregelmäßiger weißer Linien zu sehen, die sich durch das gesamte Lebergewebe zogen. Ein solches Bild vergisst man nicht.

In den folgenden Monaten begegnete ich häufig Patienten, die über »epigastric pain« oder andere unklare Bauchbeschwerden klagten. Viele von ihnen lebten in den Reisanbaugebieten und waren damit der Infektion mit *S. japonicum* ausgesetzt. In den meisten Fällen konnte eine Lebersonografie gemacht werden, wenn nicht gerade der Strom ausgefallen war. Die Leberschistsomiasis war im Ultraschall gut als Netzwerkfibrose zu erkennen. Eine Stuhluntersuchung war nicht immer möglich, da die Patienten oft aus entfernteren Gegenden kamen und diesen weiten, für eine Stuhlprobe zu teuren Weg nicht wiederholen konnten. Das charakteristische US-Bild der Leber war aber für Diagnose und Therapie völlig ausreichend.

Rückblickend kann ich sagen, dass fast täglich eine typische Schistosomiasis der Leber zu sehen war. Nicht selten war dieses Bild ein Zufallsbefund, da sich die Patienten wegen ganz anderer Symptome vorstellten, sodass die Ultraschalluntersuchung des Abdomens nicht wegen Verdacht auf Schistosomiasis, sondern aus anderen Gründen erfolgte: beispielsweise bei Nierenerkrankungen, Ikterus, Verdacht auf Appendicitis, palpablen Bauchtumoren oder gynäkologischen Beschwerden. Wiederholt stellte sich auch eine Netzwerkfibrose der Leber als Zufallsbefund dar, wenn bei Verdacht auf einen basalen Pleuraerguss

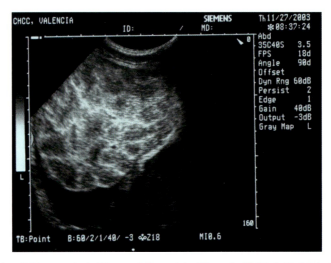

Abb. 48 Leber-Schistosomiasis (Netzwerkfibrose) im Ultraschallbild als Zufallsbefund bei einem Patienten mit Mediastinaltumor im Krankenhaus Valencia/Mindanao/Philippinen (2003)

im Rahmen einer Tuberkulose die Lunge sonographiert wurde; auch bei einem Patienten mit Mediastinaltumor war eine deutliche Leberschistosomiasis als Nebenbefund zu sehen (Abb. 48). Die Ultraschalluntersuchung eines Patienten mit Herzinsuffizienz ergab neben einem Pericarderguss auch noch eine ausgeprägte Lebernetzwerkfibrose.

So kam es immer wieder vor, dass Patienten gar nichts von ihrem Parasitenbefall wussten oder sich erst auf Befragen erinnerten, vor Jahren schon einmal deswegen behandelt worden zu sein.

Eine Milzvergrößerung war nur bei sehr fortgeschrittenen Fällen der Leberschistosomiasis zu beobachten, wenn sich bereits klinische Zeichen einer portalen Hypertension eingestellt hatten. Dieser Hypersplenismus führte auch hier zu einer Pancytopenie. Allerdings habe ich die schwere Erkrankungsform unter dem Bild der funktionellen Lebercirrhose seltener, einmal auch mit Oesophagusvarizenblutung gesehen. Bei anderen Patienten kamen eine Hepatitis-B Infektion oder häufiger Alkoholabusus hinzu, sodass die Genese der Zirrhose in diesen Fällen nicht einspurig war.

Auch bei Kindern kann bereits eine massive Leberschistosomiasis vorliegen, wie mir der Fall eines neunjährigen Jungen zeigte, der mit Ikterus, Ascites, massiver Splenomegalie und extremer allgemeiner Dystrophie aufgenommen wurde. Im US-Bild der Leber war eine intensive Netzwerkfibrose zu sehen, der Stuhl war positiv auf Eier von S. japonicum. Wir konnten zwar eine HBV-Infektion ausschließen, nicht aber eine HCV-Infektion, weil dies labortechnisch nicht möglich war. In diesem Zusammenhang berichtete der Kollege vom Staatlichen Gesundheitsamt über ähnliche Fälle einer hepatolienalen Schistosomiasis im Kindesalter mit schwerer Verlaufsform.

Rückblickend gab es viele Fälle von Leberschistosomiasis mit geringfügigen Beschwerden oder nur zufällig entdeckte, sowie einige, die das klinische Bild einer Lebercirrhose zeigten. Wir haben damals, noch in Unkenntnis der Unterschiede, nicht zwischen einer periportalen Fibrose und einer Netzwerkfibrose im Ultraschallbild differenziert. Das Network-pattern imponierte als grobmaschig oder engmaschig in unterschiedlicher Intensität der weißen Fibroselinien. Die Ausprägung des Ultraschallbefundes korrelierte jedoch nicht immer mit einem typischen klinischen Bild.

In MANSON's Tropical Diseases von 2004 wird erwähnt, dass die Hälfte der mit S. japonicum befallenen Patienten asymptomatisch seien. Auch andere Autoren sprechen von gleichen Größenordnungen.[216] Um so wichtiger erscheint es mir, in den Endemiegebieten immer wieder daran zu denken, nach einer Exposition zu fragen und bei diesen anamnestischen Hinweisen die weiteren Untersuchungen, insbesondere eine Sonographie, zu veranlassen. Wie bei jeder anderen Wurmerkrankung ist natürlich auch eine Eosinophilie hinweisend, wenn ein Blutbild aus anderen Gründen angeordnet wird.

Eine Schistosomendysenterie mit kolikartigen Bauchschmerzen konnten wir immer wieder durch den Nachweis von Eiern verifizieren,

---

216 DÜBBELDE (2007)

auch in nicht blutig tingiertem Stuhl. Eher selten war dabei eine Lebernetzwerkfibrose vorhanden.

Eine Cercariendermatitis habe ich nie gesehen, das Katayama-Fieber nur vereinzelt. Hier handelte es sich immer um Schulkinder, die mit unklarem hohen Fieber, Abgeschlagenheit, einer mäßigen Leber-und Milzvergrößerung und einer deutlichen Eosinophilie im Blut (um 20 bis 50 %) typische Symptome zeigten. Eine differentialdiagnostische Abklärung war nur begrenzt möglich, Malaria konnten wir aber ausschließen; alle Kinder erholten sich gut nach Behandlung mit Antipyrese, gegebenenfalls Corticoiden in den ersten Tagen und Praziquantel. Eine weitere Manifestation der *Schistosomiasis japonica* war die Epilepsie, die gerne im Kindes- und Jugendalter beginnt, aber auch bei Erwachsenen als erstes Symptom auftreten kann.

In der Fachliteratur ist bekannt, dass gerade S. japonicum eine cerebrale Symptomatik mit epileptischen Anfällen auslösen kann. Aus diesem Grund habe ich bei den Epilepsiepatienten, die regelmäßig in unsere Ambulanz kamen, eine kleine Statistik geführt.

2. Zur Epilepsie in Valencia

Während meines vorletzten Einsatzes im Jahre 2006 habe ich die ambulanten Epilepsiepatienten während eines Monats noch einmal auf ihre anamnestischen Angaben hinsichtlich einer möglichen Ätiologie überprüft. Dabei wurde nach familiärer Anfallsbelastung, Schwangerschafts- oder Geburtskomplikationen, fieberhaften Erkrankungen oder Traumata vor der Epilepsie gefragt, auch nach dem persönlichen Umfeld, wie lange eine mögliche Schistosomenexposition dauerte und in welchem Alter das Anfallsleiden aufgetreten war.

Bei 98 Patienten – Kinder und Erwachsene – hatten 55 keinen anderen ätiologischen Hinweis auf ihr Anfallsleiden als die Exposition zur Schistosomeninfektion. Es ist zu diskutieren, ob hier eine Neuroschistosomiasis vorlag, zumal wir in Valencia nicht die Möglichkeit haben, EEG oder aus Kostengründen bei jedem Einzelfall CT-Untersuchungen vorzunehmen. Differentialdiagnostisch wären hier besonders die Neurozystizerkose, cerebrale Tuberkulose und eine genuine Epilepsie zu nennen; Missbildungen, auch andere Infektionen und neurologische Erkrankungen kommen ebenso in Frage.

Bei den übrigen 43 Patienten ergaben sich als anamnestische Ausschlusskriterien für eine wahrscheinliche Neuroschistosomiasis: Fassbares Schwangerschafts- oder Geburtstrauma: 6 Patienten; Neugeborenenkrämpfe: 1 Patient; Fieberkrämpfe im Kindesalter: 3 Patienten; schwere fieberhafte Infektion im Kindesalter oder der Epilepsie vorausgehend: 4 Patienten; Schädelhirntrauma in der Anamnese: 8 Patienten; Familienangehörige mit Epilepsie: 10 Patienten (davon 3 mit Schistosomiasisexposition der betroffenen Familienangehörigen).

Aus den Karteikarten oder der Frage, wann die Epilepsie begonnen habe, ließ sich ermitteln, dass bei 42 von insgesamt 55 Patienten das Anfallsleiden bis zum 20. Lebensjahr aufgetreten war, also ein Alter, indem die Kinder in den Paddy-fields spielen, auf dem Schulweg mögliche Feuchtgebiete überqueren und als Jugendliche beginnen, auf den Reisfeldern zu arbeiten. Diese jungen Patienten machen 75 % der Verdachtsfälle von Neuroschistosomiasis aus. Bei einer kleinen Statistik wie dieser, kann das Zufall sein, aber die Übereinstimmung mit der Epidemiologiestatistik über altersbezogene Prävalenzen bei *S. japonicum* ist erstaunlich (s. auch Abb. 44).

Dokumentiert werden im Folgenden das Alter und Geschlecht zum Zeitpunkt des Krankheitsbeginnes:

Alter bei Epilepsiebeginn	Patientenzahl	davon: männlich	weiblich
0– 5 Jahre	3	3	0
6–10 Jahre	12	11	1
11–15 Jahre	17	4	13
16–20 Jahre	10	9	1
21–30 Jahre	8	3	5
> 30 Jahre	5	3	2

Bei fast allen Patienten lag eine mehrjährige Expositionsdauer vor, bei Kindern mindestens drei Jahre; Schulkinder und Jugendliche waren sehr häufig ihr ganzes Leben lang der Infektion ausgesetzt, da sie im Endemiegebiet aufwuchsen und bis zum plötzlichen Beginn der Epilepsie offenbar symptomfrei waren.

Beim Auftreten der Epilepsie im Erwachsenenalter war die erfragte Expositionsdauer unterschiedlich, sie konnte beispielsweise bei einem 60-jährigen Mann, der gleichzeitig eine Leberschistosomiasis hatte, nur ein Jahr betragen: zehn Jahre zuvor arbeitete er für ein Jahr als Reisbauer. Bei anderen waren es mehrere bis viele Jahre. Fast alle Patienten wurden mit Carbamazepin erfolgreich antikonvulsiv behandelt, oft war eine Langzeittherapie dokumentiert.

Eine Erfassung der diagnostischen Parameter zu Krankheits- und Therapiebeginn war wegen unzureichender Unterlagen nicht möglich, auch die Patienten konnten sich oft nicht erinnern, ob eine Stuhlprobe oder andere Untersuchungen erfolgt waren.

Die unzulänglichen Bedingungen in den Entwicklungsländern führen dazu, dass Verdachtsdiagnosen nicht immer erhärtet werden können. Auch können wir nicht jeden Epilepsiepatienten einer CT-Untersuchung zuführen, wie es in Deutschland üblich ist; ein cerebrales CT wird auf besondere Situationen beschränkt, die andere therapeutische

Konsequenzen hätten (z. B. V. a. cerebrale Tuberkulose, V. a. Hirntumor). Ein EEG mit entsprechender Befundung stand uns leider nicht zur Verfügung.

Es soll aber ein typischer Fall geschildert werden, bei dem dennoch CT-Untersuchungen erfolgen konnten:

3. Falldarstellung eines Patienten mit Neuroschistosomiasis
Der Patient G. P. männlich, geb. am 17. 12. 1983 wurde am 20. 6. 2005 akut in komatösem Zustand aufgenommen, nachdem er einen großen epileptischen Krampfanfall erlitten hatte.

Aufnahmebefund:
Komatöser 22-jähriger Patient, 50 kg, 5,4 feet Körperlänge (= 1,63 m), tachycard, beide Pupillen reagieren auf Licht, internistische Untersuchung unauffällig, keine Reflexseitendifferenzen, Tonus schlaff. Kreislauf stabil, kein Fieber, keine Nackensteife. Im Aufnahmeprotokoll sind keine weiteren Angaben vermerkt.

Zur Anamnese:
Der junge Mann wuchs bis zum 15. Lebensjahr in den Reisfeldern der Umgebung von Valencia auf. Danach lebte er in Davao, einer Großstadt im Süden Mindanaos. Während späterer Besuche in Valencia habe er die Feuchtgebiete der Reisfelder nicht mehr betreten. Keine besonderen Erkrankungen, kein Schädelhirntrauma, keine Epilepsie in der Familie.

Vor einem Jahr hatte er einen ersten epileptischen Anfall, der mit Steifwerden des linken Armes und krampfhafter Drehung des Kopfes nach links sowie Versteifung beider Hände einherging. Dabei sei er nicht bewusstlos gewesen. Der Anfall habe einige Minuten gedauert, Kopfschmerzen habe er nicht gehabt.

In der Folgezeit erlitt er gleichartige Anfälle von jeweils ca. fünf Min. Dauer, zunächst einmal vierteljährlich, zuletzt jedoch einmal monatlich.

Am 14.6.05 suchte er wegen häufiger werdender Anfälle ein Health Center auf: seit Monatsbeginn hatte er vier Anfälle, die sich auf den ganzen Körper ausdehnten, zudem hatte er blutige Stühle entwickelt. Die Stuhluntersuchung auf Eier von *S. japonicum* mittels Kato Katz im Health Center war positiv, der Patient erhielt ambulant 3½ Tbl. Praziquantel (1 Tbl. = 600 mg) in 2 Dosen, also 2100 mg insgesamt an einem Tag (42 mg/kg KG). Nach mehreren Anfällen mit starrem Blick am 18. Juni war jetzt ein großer Anfall mit Bewusstseinsverlust der Anlass zur stationären Aufnahme.

Therapeutisches Vorgehen:
Der komatöse Zustand des Patienten wurde in Anbetracht der Vorgeschichte als postkonvulsiver Status interpretiert bei Verdacht auf cerebrale *Schistosomiasis japonica*. Er erhielt 5 mg Valium und 100 mg Hydrocortison i.v. (10 Uhr morgens). Anschließend wurde er langsam wacher, krampfte aber am Abend noch einmal linksseitig betont mit Bewusstseinsverlust, erhielt daraufhin nochmals 10 mg Valium i.v. bei laufender Infusionstherapie.

Laborwerte (20.6.05):
Hb 16,0 g%, Hkt 48,2 %, Leukos 14.600, Segm. 88 %, Lymphos 12 %; Na 144,5 mval, K 5,0 mval, SGOT 28,6 U/l, SGPT 20,8 U/l, Krea 0,7; Urin o.B., Schistosomiasis-Serologie mit Cellognost® am 21.6.05 negativ, Kato Katz und Hakenwurmeier im Stuhl am 22.6.05 positiv. Eos am 28.6.05: 9 %

Ultraschall des Abdomens:
Deutliche Netzwerkfibrose der Leber; sonst an den inneren Organen Normalbefund; Milz nicht vergrößert.

Neurologische Konsiliaruntersuchung am Nachmittag des Aufnahmetages 20. 6. 05:[217]
Wacher Patient, aber verlangsamt und noch benommen, zeitlich und örtlich nicht orientiert, kurze Aufmerksamkeitsspanne, verlangsamtes Verständnis, Aufforderungen müssen wiederholt werden.

Pupillenreaktionen und Augenmotilität normal und seitengleich, MER seitengleich, Tonus links gegenüber rechts herabgesetzt, Babinski bds. negativ, Sensibilität seitengleich. Im FFV Dysmetrie, Klonus negativ.

Beurteilung: Verdacht auf Granuloma, möglicherweise multipel, im rechten Temporallappen und/ oder cerebellar. Ein Hirntumor im rechten Temporallappen sollte ausgeschlossen werden.

Empfehlung: craniales CT mit Kontrastmittel; Carbamazepin 3 x 200 mg tgl., Fortsetzung der Schistosomiasisbehandlung.

Die Aufzeichnungen im Verlaufsprotokoll sind spärlich, der Patient erholte sich gut, klarte vollkommen auf und klagte über keine besonderen Beschwerden. Anfälle traten nicht mehr auf.

Die anfängliche Leukozytose normalisierte sich, die Infusionstherapie konnte nach zwei Tagen beendet werden. Mit der Carbamazepin-Behandlung wurde in der vorgeschlagenen Dosierung begonnen und Praziquantel 3000 mg, auf zwei Einzeldosen verteilt, am Tag nach der Aufnahme gegeben.

Erneute neurologische Untersuchung nach einer Woche am 27. 6. 05:
Patient wach und orientiert, Convergenzreaktion li schwächer als re, MER links diskret gesteigert gegenüber rechts, FFV nicht gelungen, FNV gelingt, noch etwas Schwindelgefühl beim Laufen, sonst keine Auffälligkeiten.

---

217 Übersetzung des englischen Textes von AN.

Der Patient wurde in die Küstenstadt Cagayan de Oro verlegt, da es dort die Möglichkeit einer CT-Untersuchung gibt. Bis zur Kostenübernahme durch besondere Intervention verging aber einige Zeit.

Scan of the brain, plain and with contrast enhancement 7. 7. 05 (Originaltext)[218]:
Plain and contrast enhanced CT scan of the brain with serial axial disclose the following findings:

There are calcific densities in the left frontal and right fronto parietal lobes, the largest is in the left frontal lobe measuring around 1.2 cms with minimal white matter edema. There is slight compression of the frontal horn right with no shift of the falx.

Midline structures are intact. Ventricles are not dilated. Posterior fossa, petro mastoids, sinuses, orbits and sellar area are unremarkable.

IMPRESSION: CONSIDER CEREBRAL SCHISTOSOMIASIS LEFT FRONTAL AND RIGHT FRONTO-PARIETAL LOBES

Fotographierte CT-Bilder des Patienten und der dazugehörige obige Befund aus Cagayan de Oro im Originaltext, per E-Mail übermittelt (Abb. 49, 50, 51).[219]

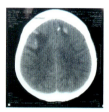 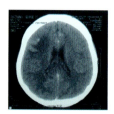 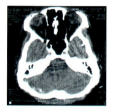

Rechts   Links   Rechts   Links
Abb. 49 (2005)   Abb. 50 (2005)   Abb. 51 (2005)

---

218 Wegen der Besonderheit einer CT-Erhebung in diesem Falle wird das Original zitiert.
219 Wegen der technischen Übermittlung hat die Qualität der Bilder stark gelitten.

Die sichtbaren cerebellaren hellen Verdichtungen auf Abb. 51 sind im Befund nicht erwähnt.

Wiedervorstellung des Patienten am 17. Mai 2006
Den Patienten konnte ich knapp ein Jahr später im Mai 2006 ausfindig machen, nachdem er seit September 2005 nicht mehr zur Kontrolle gekommen war. Bis dahin hatte er Praziquantel nach dem nationalen Therapie-Schema erhalten und Carbamazepin 3 x 200 mg tgl. bis Dezember 2005 eingenommen. Seit Januar 2006 hatte er die Medikamente eigenmächtig abgesetzt, da es ihm gut ging und er keine epileptischen Anfälle mehr hatte. Wohl aber verspürte er »tingling sensations« in beiden Händen, hatte aber weiterhin keine Kopfschmerzen. Dieses gelegentliche Kribbeln in den Händen führte er auf seinen neuen Beruf als Kleinbusfahrer zurück, da es erst nach Aufnahme dieser Tätigkeit begonnen habe; sein Chef wisse auch von den früheren Anfällen. Vor den Anfällen habe er früher immer eine Art Aura empfunden, die er nicht näher beschreiben konnte, aber auraähnliche Zustände hätte er nicht mehr, er wäre jetzt nur auf meinen Wunsch hin gekommen. In den Reisfeldern wäre er nicht mehr gewesen.

Untersuchungsbefund: die internistisch-neurologische Untersuchung zeigte keine Auffälligkeiten, insbesondere keine Seitendifferenzen. Die Leberfibrose im Ultraschall war unverändert. Eine Stuhluntersuchung war nicht möglich, die serologische Diagnostik konnte auch nicht wiederholt werden, da wir sie nicht immer zur Verfügung hatten. Es wurde eine nochmalige CT-Untersuchung des Kopfes ermöglicht.

Scan Report vom 9. Juni 2006:
Follow-p contrast brain CT-scan was performed and compared with the previous study of July 2005 revealing the following findings:

There is no significant change in size of the previously noted left superior frontal lobe calcific foci with minimal sourrounding edema. The lesions are now better defined and more calcified.

There is slight decrease in size and prominence of the right fronto-parietal foci of calcification and hyperdensities with lesser degree of perilesional edema.

No change in the right cerebellar foci of enhancement and calcification.

The ventricles are normal in size with lesser degree of indentation of the right lateral ventricle frontal horn. No shifting of midline structures seen.

No evidence of intracerebral hemorrhage. No abnormal extraaxial fluid collection or hematoma.

No other findings of note

Impression: as described gez. ROEL.T. DILAO, M.D., FPCR

Die folgenden CT- Bilder sind mit Digitalkamera in der Sonne in Valencia fotografiert (vgl. Abb. 52, 53, 54):

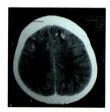

Rechts   Links
Abb. 52 (2006)

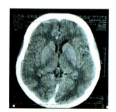

Abb. 53 (2006)

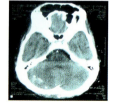

Abb. 54 (2006)

Eine erneute Carbamazepin-Behandlung aufgrund des weitgehend unveränderten cerebralen CT-Befundes wurde diskutiert, aber vom Patienten abgelehnt.

Januar 2007: Erneuter epileptischer Anfall?
Laut Karteikarte hatte der Patient wegen eines Anfalls von etwa 15 Sekunden dauerndem Steifwerden der Hände ohne Bewusstseinstrübung im Dezember 2006 und unscharfen Sehens seit zwei Wochen erneut die Ambulanz am 5. Januar 2007 aufgesucht. Er klagte auch über gelegentliches Zittern und Schwindelgefühl. Er besuchte wieder öfter seine Familie in den Reisanbaugebieten.

Ein neurologischer Befund war in der Karteikarte nicht dokumentiert.

Augenärztlicher Befund: unauffällig, die Diagnose cerebrale Schistosomiasis wird übernommen.

Die Therapie mit 3 x 200 mg Carbamazepin wurde wieder begonnen und noch einmal Praziquantel verordnet.

Februar 2007: Der Patient kam zur vorgesehenen Kontrolle; er war beschwerdefrei, hatte keine Anfälle oder anfallsverdächtige Zustände und schilderte seinen Anfall vom Dezember 2006 noch einmal genau, wobei er spontan eine hypocalcämische Pfötchenstellung demonstrierte. Die Bestimmung des Serum-Calciums war in unserem Labor nicht möglich. Carbamazepin wurde wegen Verdacht auf hypocalcämischen Spasmus der Hände auf 2 x 200 mg tägl. reduziert, die empfohlene Wiedervorstellung zu einer zeitnahen Verlaufskontrolle wurde bis Mai 2007 nicht befolgt, weitere Verlaufsbeobachtungen liegen mir nicht vor.

Diskussion
Der Patient war bis zu seinem 15. Lebensjahr in einem Gebiet mit *Schistosomiasis japonica* aufgewachsen. Bei sonst leerer Anamnese und unauffälliger Familienanamnese erkrankte er mit 21 Jahren an linksseitigen fokalen Anfällen mit einer nicht näher geschilderten Aura, die an Frequenz und Intensität zunahmen und schließlich nach einem Grand Mal Anfall zur stationären Aufnahme führten.

An einer chronischen Infektion mit *S. japonicum* konnte nach dem positiven Stuhlbefund und dem charakteristischen US-Bild des Network-pattern in der Leber nicht gezweifelt werden. Der anfänglich fokale Anfallstyp und die multiplen Herde im cerebralen CT mit Verkalkungen und perifokalem Ödem machten eine cerebrale Ausbreitung der Schistosomiasis sehr wahrscheinlich, auch wenn wir andere Differentialdiagnosen nicht sicher ausschließen konnten. Die Verlaufskontrolle des Schädel-CTs zeigte nach knapp einem Jahr keine wesentliche Veränderung trotz der deutlichen klinischen Besserung mit Anfallsfreiheit, zunächst mit Carbamazepin, dann aber auch ohne das Antikonvulsivum. Nur das perifokale Ödem der rechts fronto-parietalen Foci war etwas rückläufig. Nach insgesamt einem Jahr ohne Antiepileptikum trat erneut ein anfallsverdächtiger Zustand auf, so dass die antikonvulsive Therapie vom Patienten auf ärztliches Anraten wieder aufgenommen wurde.

Eine genauere Klärung dieses Zustandes konnte mangels entsprechender objektiver Untersuchungsmöglichkeiten nicht erfolgen, der junge Mann blieb aber unter Carbamazepin in den nächsten Wochen anfallsfrei. Über den weiteren Verlauf habe ich keine Mitteilungen. Die Praziquanteltherapie wurde in Anlehnung an das nationale Schistosomiasis-Therapieprotokoll mehrfach wiederholt, zumal eine Exposition immer wieder gegeben war.

Für alle Schistosomiasiserkrankungen haben wir in Valencia die Empfehlungen des nationalen Therapieschemas mit Praziquantel übernommen, die bei den Einzelgaben der Dosierung von 60 mg/ kg Körpergewicht dem internationalen Gebrauch bei Befall mit *S. japonicum* entsprechen. Bei anhaltender Exposition werden diese Medikamentengaben in regelmäßigen Abständen wiederholt (s. Anhang).

4. Literaturbesprechung zur Neuroschistosomiasis (NS)[220]

Die Krankengeschichte des beschriebenen Patienten veranlasste mich, die Literatur zur Neuroschistosomiasis zu sichten und die daraus entnommenen Therapieempfehlungen aufzuzeigen.

Seit der Erstbeschreibung einer Neuroschistosomiasis sind ca. 500 Fälle veröffentlicht worden. Eine ausführliche Literaturrecherche aller beschriebenen Patienten mit cerebraler Schistosomiasis von 1889–1944 findet sich in dem sehr aufschlussreichen Artikel von CHARLES A. KANE und H. MOST von 1948[221]: Der Japaner KATSUSABURO YAMAGIWA (1863–1930) führte als Erster schon 1889 pathologische Veränderungen auf Parasiteneier zurück, die er in der Hirnrinde fand. Er hielt sie zwar für Eier des Lungenegels, später wurden sie jedoch als Eier von *S. japonicum* identifiziert. Im Jahre 1905 berichteten zwei Japaner über *S. japonicum* an mehreren Stellen des post mortem untersuchten Gehirns eines Patienten mit JACKSON Epilepsie und Hemiplegie. Neue Fallbeschreibungen und Beobachtungen kamen 1910, 1913 und in den 1930iger Jahren hinzu, vorwiegend aus China, Japan und den Philippinen – den Ländern der *Oriental Schistosomiasis*. Andere Patienten mit spinalen Symptomen stammten aus Afrika oder Brasilien – den Verbreitungsgebieten von *S. mansoni*. Es sind sehr aufschlussreiche Kasuistiken, die vor allem die oft schwere cerebrale Symptomatik bei *S. japonicum* darstellen. Besonders hervorgehoben werden die ausführlicher bearbeiteten Erkrankungen englischer Soldaten in China und amerikanischer Soldaten, die ab 1944 auf Leyte stationiert waren. Die Insel war und ist Endemiegebiet: innerhalb von neun Monaten erkrankten damals 41 US-Soldaten an Schistosomiasis, davon 3 mit Neuroschistosomiasis, einer davon verstarb im Koma.

In den 26 von den Autoren selber aufgearbeiteten Fällen einer cerebralen Schistosomiasis konnte die Diagnose mittels Parasitennachweis

---

220 FERRARI (2004), S. 59–62; – PITELLA (1997)
221 KANE; MOST (1948)

in situ bei zehn Patienten gesichert werden, die wegen einer cerebralen Raumforderung hirnoperiert wurden. Hier fanden sich Eier von *S. japonicum* in tumorartigen Granulationsgeweben entsprechender Hirnareale. Alle Patienten, die einer Operation bedurften, litten unter epileptischen Anfällen und waren für kürzere oder längere Zeit komatös. In unterschiedlicher Weise begann die neurologische Symptomatik oft akut und dramatisch mit Desorientierung, Verwirrung, Bewusstseinseinstrübungen, Sprachstörungen, Ataxie, Hemiplegien, fokalen oder generalisierten Anfällen. Auch motorische oder sensible Ausfälle, Sehstörungen, Hirnnervenausfälle, Psychosen wurden beobachtet. Gelegentlich zeigte die Neuroschistosomiasis auch das Bild einer Encephalitis. Hochfieberhafte Episoden ließen zunächst an cerebrale Malaria, Dengue-Fieber und andere bakterielle oder virale Infektionen denken.

Bei Patienten mit cerebraler *Schistosomiasis japonica* war der Liquor meist ohne besonders auffallenden pathologischen Befund, d. h. ohne diagnostische Signifikanz. Typisch waren jedoch die hohe Eosinophilie im Blut und die Wurmeier im Stuhl neben der Expositionsanamnese. Die Autoren verweisen auch darauf, dass zu Beginn einer akuten Neuroschistosomiasis die Stuhlprobe längst nicht immer positiv war! Ultraschall gab es damals noch nicht.

Diskutiert wird die Route, auf der die Schistosomeneier ins Gehirn gelangen: mit dem Blutstrom eingeschwemmt oder durch aberrierende Pärchenegel vor Ort abgelegt. Die Tatsache, dass oft mehrere Eier-Nester mit periovulären »Pseudotuberkeln« bzw. Granulomen zusammen liegen und so einen »Hirntumor« erzeugen, spreche für adulte Egel im Gehirn, die aber bis dato dort nicht gefunden wurden. In jedem Fall können die Wurmeier kleine Gefäße blockieren und die typischen Granulome mit Untergang nervöser Substanz hervorrufen; dieser Prozess spiele sich bei *S. japonicum* eher im Gehirn als im Rückenmark ab. Die Therapie mit den damals noch üblichen Antimonpräparaten war in den meisten Fällen insofern erfolgreich, als sich die akute

Symptomatik gut zurück bildete, allerdings blieben auch neurologische Restbefunde.

Schon 1979 wurden auf den Philippinen 75 Patienten mit cerebraler *Schistosomiasis japonica* beschrieben mit Symptomen wie cerebrale Anfälle 54 Patienten (davon 33 als Jackson Typ), 24 Patienten mit psychomotorischen und einer mit autonomen (vegetativen) Anfällen, bei einem auch eine Hemiparese. Jedoch war nur bei 51 % der Patienten das EEG auffällig.[222]

Nach George Watt et al.[223] (1986) entwickeln etwa 2–4 % aller mit S. japonicum befallenen Patienten die Symptome einer cerebralen Schistosomiasis. Bei S. mansoni seien cerebrale Symptome seltener, hier komme es eher zu einer schistosomalen Myeloradiculitis (SMR). Aber auch bei neurologisch asymptomatischen Schistosomen-Infektionen seien in den cerebralen Gefäßen von Patienten, die zwischen 1985 und 1995 verstorben waren, häufig Schistosomeneier gefunden worden.

Im Jahre 2003 wurde erstmalig eine cerebrale Schistosomiasis auch bei S. mekongi beschrieben.[224]

Wie in anderen Geweben führen auch hier die von den im Ei befindlichen Larven abgesonderten Antigene zur Immunantwort des Wirtes mit zellulärer Granulombildung. Man nimmt an, dass die Eier retrograd über den vertebralen venösen Batsonplexus in die Rückenmarks- und Gehirngefäße gelangen. Da Eier von S. mansoni den charakteristischen Seitensporn haben, bleiben sie eher im unteren Bereich der Wirbelsäule hängen, während der kleine Sporn am Ei von S. japonicum kein Hindernis auf dem Weg ins kapilläre Netz des Gehirns darstellt.

Bei der spinalen Schistosomiasis steht das Krankheitsbild der SMR mit aufsteigender Querschnittssymptomatik im Vordergrund: progrediente Rückenschmerzen, Muskel- und Gefühlsschwäche bis zur

---

222 Hayashi (1979)
223 Watt et al. (1986)
224 Houston, Kowalewska-Grochowska et al. (2003/2004)

Lähmung der Beine, fast immer auch mit Blasendysfunktion; diese Symptomatik nimmt innerhalb von Stunden oder wenigen Tagen kontinuierlich zu.[225]

Auch bei der MSR ist der Liquorbefund nicht spezifisch, kann aber eine mäßige entzündliche Veränderung mit Zell- und Eiweißvermehrung zeigen.[226]

In **CT/MRT-Untersuchungen** stellt sich bei cerebraler Neuroschistosomiasis eine hyperdense Zone mit Kontrastmittelanreicherung und perifokalem Ödem dar, wie es auch bei dem philippinischen Patienten der Fall war; beides kann zusammen eine Raumforderung bilden. Multiple Foci werden immer wieder gesehen. Insgesamt sind diese Befunde aber nicht eindeutig spezifisch für eine Schistosomiasis. Hier ist anzumerken, dass die cerebralen Tuberkulome oft eine andere, nämlich eine typische Ringstruktur zeigen, wie ich sie während eines Kalkutta-Einsatzes im Herbst 2008 sah.

Die Myelographie zeigt bei der SMR ebenfalls unspezifische Veränderungen; am häufigsten sind Verdickungen des Rückenmarks, oft lokalisiert am *Conus medullaris*, manchmal assoziiert mit einer ebenfalls geschwollenen *Cauda equina*.

Bei beiden Formen der Neuroschistosomiasis muss die übliche Blut-, Stuhl-, Ultraschall- und Serodiagnostik, sofern vorhanden, rasch eingesetzt werden, um die Diagnose möglichst sicher zu machen und eine Therapie zu beginnen. In einigen der in der Literatur beschriebenen Fälle wurde zum Nachweis der Ursache auch eine stereotaktische Hirnbiopsie durchgeführt.

---

225 Ein fünfjähriges Mädchen mit zunehmender Stand- und Gangschwäche habe ich 2004 in Valencia gesehen; unter Verdacht auf spinale Schistosomiasis wurde es sofort behandelt und nach Cagayan de Oro verlegt. Ob es dort lumbal punktiert wurde, konnte ich leider nicht eruieren; klinisch wurde ein GUILLAIN-BARRÉ Syndrom diagnostiziert und das Kind in gutem Zustand entlassen

226 NASCIMENTO-CARVALHO; MORENO-CARVALHO (2005)

1997 wurde der Fall eines 30jährigen Mannes beschrieben, der seine Kindheit in Südamerika verbracht hatte und mit plötzlicher Grand Mal Epilepsie erkrankte. Hier konnten in einer Hirnbiopsie die Schistosomeneier mit seitlichem Sporn im Granulationsgewebe des epileptogenen Focus histologisch dargestellt werden.[227]

Der Befall mit S. mansoni kann sich auch lebensbedrohlich präsentieren. In Frankreich wurden 2007 zwei Patienten, die in Mali gelebt hatten, mit akuter hochfieberhafter Erkrankung aufgenommen: einer von ihnen (54 J.) bot gleichzeitig eine Hemiparese und geistige Verwirrung, war aber nicht nackensteif; der andere Patient (21 J.) zeigte außer Fieber eher unspezifische Allgemeinsymptome inklusive Kopfschmerzen; er hatte etwa einen Monat zuvor nach einem Bad in einem stehenden Gewässer in Mali vorübergehend ein maculo-papulöses Exanthem entwickelt. Die ausführliche Diagnostik konnte bei beiden Patienten Malaria, andere Tropenkrankheiten und Infektionen ausschließen; bei beiden waren Stuhl- und Urinuntersuchungen auf Bilharziaeier negativ, auffallend jedoch die hohe absolute Bluteosinophilie von 3000 bzw. 2000/mm^3 (normal 500). Der Cellognost Schistosomiasis Test von Chiron-Behring als serologische Untersuchung war bei beiden positiv, ebenso die Kontrolle mit einer hauseigenen Serologie. Bei dem älteren Patienten waren im MRT des Gehirns multiple Infarkte zu sehen, die als cerebrale Vasculitis interpretiert wurden. Nach einer Praziquantelbehandlung mit 40 mg/kg KG besserte sich sein Zustand rasch, er ging nach Mali zurück »and was lost«. Der andere Patient erhielt ebenfalls Praziquantel in gleicher Dosierung, entwickelte aber 2 Tage später ein akutes neurologisches Syndrom mit mentaler Konfusion und Sprachstörungen, zusätzlich traten kleine subunguale Blutungen auf. Das MRT des Gehirns zeigte multiple bilaterale Hirninfarkte, die hier ebenfalls als Ausdruck einer akuten Vasculitis gedeutet wurden. Ein Herz-CT zur Frage einer Myocarditis oder tropischen Endomyocardfibrose war

---

227 MEHTA et al. (1997)

normal. Es wurde eine Prednisontherapie mit 1 mg/kg KG tgl. begonnen, die cerebralen Symptome bildeten sich innerhalb von 48 Stunden komplett zurück. Vier Monate später hatte der Patient Eier von *S. mansoni* im Stuhl, ebenso seine Freunde, die zur gleichen Zeit im gleichen Gewässer in Mali gebadet hatten, aber klinisch nicht erkrankt waren.

Die bei beiden Patienten vermutete akute cerebrale Vasculitis wird von den Autoren als Folge der enorm hohen Eosinophilenzahl interpretiert: eosinophile Leukocyten können nach neueren Erkenntnissen Adhäsionsmoleküle exprimieren und auch direkt neurotoxische Substanzen freisetzen. Für eine Ablage von Schistosomeneiern im Gehirn war bei dem jungen Mann die Anamnese zu kurz, aber für ein Katayama-Fieber mit Hypereosinophilie und vorausgegangener Cercariendermatitis passte sie gut. Auch bei Patienten mit persistierender idiopathischer Eosinophilie könne eine Encephalopathie auftreten, es seien auch ähnliche Bilder im MRT wie bei den hier diskutierten Patienten gefunden worden.[228] Wichtig bei dem zweiten Patienten sei, dass die Praziquantelbehandlung die Encephalopathie offenbar ausgelöst hat. Daher empfehlen die Autoren bei Verdacht auf akute cerebrale Schistosomiasis zunächst nur eine Corticoidtherapie und erst nach Besserung der neurologischen Symptome und des Allgemeinbefindens die Behandlung mit Anthelminthica.

In Valencia hatte ich auch von einzelnen Patienten gehört, die nach einer Praziquantelbehandlung gekrampft haben. Eine mögliche Erklärung wäre, dass es durch die Abtötung aberrierender Würmer im Gehirn infolge des Anthelminthicums zu einer iatrogen ausgelösten symptomatischen Epilepsie kommt.

Über die **Therapie der Neuroschistosomiasis** gibt es verschiedene Berichte[229]: von Praziquantel allein, von Dexamethason und Praziquan-

---

228 Jauréguiberry et al. (2007)
229 Watt et al. (1986); – Mao (1989); – Fowler, Lee, Keystone (1999); – Nascimento-Carvalho (2004)

tel und bei Bedarf zusätzlicher Antikonvulsiva, oder von Praziquantel erst nach Einleitung einer Corticoidbehandlung.

Von FERRARI[230] wird auch bei Verdacht vor einer gesicherten Diagnose empfohlen: Praziquantel 60 mg/kg KG in 2 ED gegeben, an drei Tagen hintereinander, dazu Prednison 1,5–2,0 mg/kg KG in 3 ED tgl. für drei bis vier Wochen, dann ausschleichend beenden.

Andere geben als Corticoid in den ersten fünf Tagen 500 mg Methylprednisolon alle 12 Stunden, um anschließend mit obiger Prednisondosis entsprechend fortzufahren.

Eine antikonvulsive Behandlung bei neuroschistosomaler Epilepsie über das akute Anfangsstadium hinaus wird nicht von allen Autoren für notwendig erachtet; mir schien sie aber auf den Philippinen erforderlich zu sein, wo eine Langzeittherapie oft nicht zu umgehen war. Hier hat sich Carbamazepin gut bewährt.

---

230 FERRARI (2004)

Teil IV
Zusammenfassung und Ausblick

Nachdem mit Praziquantel ein preiswertes, wirkungsvolles Medikament in Tablettenform gefunden wurde, liegt die WHO-Empfehlung zur Bekämpfung der Schistosomiasis heute primär bei der Entdeckung und Behandlung der Infizierten, um auf diese Weise auch die Verbreitung einzudämmen.

Prophylaktisch gilt für Bewohner und Reisende in Endemiegebieten, den Hautkontakt mit natürlichen Gewässern zu vermeiden, in denen möglicherweise die Überträgerschnecken vorkommen. Der Mensch könnte die Verseuchung natürlicher Gewässer mit Schistosomen-Eiern verhindern, sie wird aber durch Wasserbüffel, Nagetiere und Schweine immer wieder besonders im Orient erneuert.

Versuche, die Zwischenwirte durch Populationen ähnlicher Schnecken zu verdrängen, sind teilweise erfolgreich gewesen.[231] Molluscozide werden nicht mehr in großem Stil verwendet.

Da es dennoch weltweit zu einer Ausbreitung der Bilharziose kommt, werden die Chancen einer Impfung gegen Bilharziose geprüft; sie befinden sich aber noch im experimentellen Stadium. So können z. B. bestrahlte Cercarien, die Mäusen intracutan verabreicht werden, zu einer starken Immunantwort des Tieres führen, ohne schwerere pathologische Symptome zu verursachen. Dadurch ist das Tier teilweise gegen eine natürliche weitere Infektion geschützt. Im Mäuseversuch sind jedoch Mehrfachimpfungen mit attenuierten Cercarien erforderlich, um eine wirklich protektive Immunität zu erzeugen.

Extensive Studien an Mäusen lassen allmählich die verschiedenen Antigensubstanzen der Schistosomenlarven deutlich werden sowie die komplexen Mechanismen der humoralen und zellulären Immunantwort. Zur erfolgreichen Impfung ist wahrscheinlich eine Mischung

---
231 POINTIER; JOURDANE (2000)

aus diversen Antigenen erforderlich, von denen mehrere inzwischen isoliert wurden.[232]

Der kürzlich gelungene Nachweis zellfreier Parasiten-DNA mittels PCR in Patientenserum ermöglicht sowohl schon im akuten wie auch im chronischen Stadium der Erkrankung, die Schistosomiasis mit ziemlicher Sicherheit zu diagnostizieren, wenn ein mikroskopischer Nachweis von Eiern noch nicht möglich ist oder nicht gelingt. Dies scheint mir besonders für die Neuroschistosmiasis eine zukunftsweisende Untersuchungsmethode zu sein.[233]

Mit der aktuellen Entschlüsselung des Genoms von *S. japonicum* und *S. mansoni* ergeben sich neue Aspekte für zukünftige Therapiemöglichkeiten, denn es wird mit einer Restistenz der Schistosomen gegen Praziquantel gerechnet. Die Genome der beiden Arten *S. japonicum* und *S. mansoni* zeigen, dass sie auf ihren acht Chromosomenpaaren ganze Genfamilien beherbergen, die nicht nur die Ausbildung eines feinen neurosensorischen Systems zum Aufsuchen ihrer Wirtsorganismen bewirken, sondern auch Hunderte von Proteinen, Proteasen und anderer Enzyme steuern, die dem Parasiten in einem einerseits »nahrhaften«, andererseits aber auch immunologisch feindlichen Milieu, nämlich dem Wirbeltierblut, das jahrelange Überleben erlauben. Für potenzielle neue Arzneimittel kommen jetzt offenbar zahlreiche Gene beziehungsweise Enzyme als Angriffspunkte in Frage.[234]

Überdies konnte auch mit der etwas unterschiedlichen Genomsequenz der beiden Schistosomenarten noch einmal endgültig gezeigt werden, dass SAMBON in der Diskussion vor gut 100 Jahren um die Existenz verschiedener Spezies durchaus Recht hatte.[235]

---

232 MEHLHORN (2001)
233 Vgl. DEUTSCHES ÄRZTEBLATT 23. April 2009; – vgl. auch WICHMANN, PANNING et al. (2009)
234 Vgl. DEUTSCHES ÄRZTEBLATT 16. Juli 2009; – vgl. auch BERRIMAN, HAAS, LOVERDE et al. (2009); – SCHISTOSOMA JAPONICUM GENOME […] CONSORTIUM (2009)
235 SAMBON (1907)

Die Entdeckungsgeschichte der Bilharziose ist ein Beispiel für die intensiven Bemühungen der medizinischen Parasitologen, der Tropen- und der Militärärzte während der Kolonialzeit, den Lebenszyklus des Parasiten und die von ihm verursachten Erkrankungen zu verstehen. Hier mischten sich persönlicher wissenschaftlicher Ehrgeiz und imperiales Denken mit ärztlichen Aufgaben. Erst nach zahlreichen, mühevollen Tierversuchen einzelner Forscher aus verschiedenen Nationen gelang es, den Entwicklungszyklus des Pärchenegels komplett aufzuklären. Dem Erstentdecker THEODOR BILHARZ ist das *Distomum haematobium* quasi zufällig in den Schoß gefallen. Seine wissenschaftliche Neugier, die ihn nach Ägypten geführt hatte, seine gründliche deutsche Ausbildung in der Helminthologie und seine genauen Untersuchungen versetzten ihn in die Lage, die artspezifischen Merkmale des Parasiten ebenso zu erkennen, wie seine Bedeutung in der Medizin.

Im Gegensatz zu heutigen Kommunikationsmöglichkeiten brauchte es um die vorige Jahrhundertwende etwas länger, bis wissenschaftliche Veröffentlichungen international zugänglich waren. Dies gilt insbesondere für die Berichte japanischer Forscher in ihrer eigenen Sprache. Andererseits reiste man zu Forschungszwecken in entfernte Kontinente, schickte Stuhlproben von Ostasien nach London, Urin mit Bilharziaeiern vom Kap der guten Hoffnung an englische Kollegen und studierte briefliche Mitteilungen aus Ägypten oder Südafrika im fernen Europa.

Erst dieses Mosaik aus Einzelbeobachtungen auf verschiedenen Erdteilen ermöglichte die Aufklärung des Entwicklungszyklus der Bilharzia von der Wimperlarve über die Zwischenwirte bis zum adulten Wurm und seiner Eier, welche letztendlich die Krankheitssymptome verursachen. Es bedurfte der Studien von Vertretern aus nicht weniger als acht Nationen: Dänemark (STEENSTRUP), Deutschland (BILHARZ, LOOSS), Japan (besonders FUJII und KATSURADA), England und Schottland (CATTO, MANSON, SAMBON, LEIPER), Ägypten (Medizinschule in Kairo), Italien (SONSINO), Frankreich (LORTET, VIALLETON) und

Brasilien (Pirajá da Silva). »Die Geschichte der Wissenschaften ist eine große Fuge«, wie Goethe zutreffend sagte, »in der die Stimmen der Völker nach und nach zum Vorschein kommen.«[236]

Die Bilharziose oder Schistosomiasis breitet sich trotz wachsender wissenschaftlicher Erkenntnis weiter aus, vorwiegend zu Lasten der ärmeren Landbevölkerung. Oft handelt es sich um ein vom Menschen und seinen Bedürfnissen geschaffenes Problem, das mit der Ausweitung von Anbauflächen in Endemiegebieten verknüpft ist oder in neue Gebiete eingeschleppt wird. Umso mehr bedarf es immer noch der »Stimmen der Völker« in gemeinsamer Anstrengung, diese Tropenkrankheit und ihr menschliches Leid zu bekämpfen.

---

236 Goethe, J.W. v.: Maximen und Reflexionen: Hrg. M. Hecker, Frankfurt a. M. 1980, S. 110 f.

Teil V
Anhang

I. Der Zwischenwirt

1. Allgemeines zur Anatomie und Lebensweise der Schnecken

Schnecken oder Gastropoden gehören zu den Weichtieren oder Mollusken. Es gibt etwas mehr als 100.000 Schneckenarten auf der Welt. Jede Art hat ihren besonderen Lebensraum, sei es im Süßwasser, im salzigen Meer oder an Land, ja sogar in der Wüste. Süßwasserschnecken, die im Wasser oder Feuchtgebieten siedeln, können gleichwohl längere Trockenperioden überstehen. Dies gilt auch für Wasserschnecken, die den Schistosomen als Zwischenwirte dienen (Abb. 55, 56).

Die Arten der Gattung *Oncomelania* atmen über Kiemen ähnlich wie Fische, während die *Bulinus*- und *Biomphalaria*-Arten als Pulmonaten bezeichnet werden; sie haben in ihrer Mantelhöhle eine besondere Luftkammer mit einem Kapillarsystem, die intermittierend mit Luft gefüllt wird und einen Gasaustausch ähnlich wie in einer Lunge ermöglicht. Die Öffnung des Luftsäckchens nach außen lässt sich dicht verschließen. Die Überträgerschnecke für *S. mekongi* heißt *Neotricula aperta* und ist ähnlich wie die *Oncomelania* eine Kiemenschnecke.

Sie können alle sowohl im Wasser als auch an Land leben. Denn neben ihren Atmungsorganen regeln sie den Gasaustausch zusätzlich über eine lebhafte Hautatmung. Durch ein Operculum können Oncomelaniaarten nach Rückzug in ihr Gehäuse die untere Öffnung verschließen und auf diese Weise in einer feuchten Kammer auch an Land überleben; die Lungenschnecken können sich hinter eine Schleimschicht zurückziehen.

Der weiche Teil der Schnecke besteht aus dem Schneckenkopf und dem Schneckenkörper. Im Kopf befindet sich das Cerebralganglion, am äußeren Ende der Fühler sitzen augenähnliche Sinnesorgane. Der Schneckenkörper ist gegliedert in die dorsal liegende Mantelhöhle mit

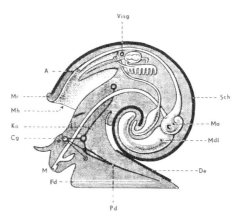

Abb. 55 Schematischer Längsschnitt durch eine Schnecke mit kammförmiger Kieme und Mitteldarmdrüse (**Mdl**)

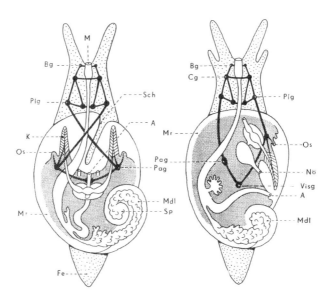

Abb. 56 Schematische Aufsicht auf Kiemenschnecken, **Mdl** Mitteldarmdrüse

dem Eingeweideinhalt, der im Schalengehäuse untergebracht ist, und dem ventralen äußeren Fuß mit einem »unechten« spitzen Körperende. Der Fuß ist mit vielen Drüsenzellen versehen, die einen Kriechschleim absondern. Der Schneckenmund liegt auf der Bauchfläche nahe des Fußvorderendes und bildet mit multiplen feinen Zahnreihen, die ständig nachwachsen, die sogenannte *Radula*. Sie dient dem Abweiden und der Aufnahme von Nahrung. In den Magen münden auch die beiden Ausführungsgänge der Mittel- oder Manteldarmdrüse, des Hepatopankreas. Diese Drüse ist offenbar das am besten geeignete Organ, in dem sich die Tochtersporocysten der Schistosomen entwickeln!

Schnecken haben auch ein pulsierendes Herz und einen Blutkreislauf. Der Blutfluss regelt auch die Fußbewegungen der Schnecke. Ihre eine Niere und der Darm haben einen entsprechenden Ausführungsgang.[237]

Die gesamte Epidermis ist tastempfindlich und bei manchen Schnecken zusätzlich mit Sinnesorganen zur Prüfung der Wasserqualität ausgestattet. Das kalkhaltige Gehäuse und das Operculum werden von speziellen Epithelzellen gebildet. Es schützt die Schnecke vor Feinden und Austrocknung. Aus diesem Grund hat sich auch die vorübergehende Trockenlegung von Bewässerungskanälen nicht überall ausreichend bewährt.

Schnecken brauchen frische Wasserpflanzen weniger zur direkten Ernährung, sondern sie profitieren von dem höheren Sauerstoffgehalt des Wassers in Pflanzennähe. Es scheint daher, als würden sie dem Sonnenlicht folgen. Während des Kriechens fressen die Schnecken kontinuierlich mit ihrer Radula, wobei sie sich gerne von verrottenden Gewächsen und anderem organischen Abfall ernähren, auch von Protozoen und Bakterien. Über die Haut können sie auch direkt organische Moleküle absorbieren. Größere Grünpflanzen sorgen für Schattenbereiche und dienen den Schnecken als Laichplätze. Im Gegensatz zur getrenntgeschlechtlichen *Oncomelania* sind die Lungenschnecken meist sich wechselseitig befruchtende Zwitter.

---

237 KAESTNER (1969), S. 340

2. *Oncomelania hupensis:* Zwischenwirt für *S. japonicum*

Das steile Schneckenhaus hat 4–8 Windungen, wird nur selten größer als 10 mm und ist mit einem Operculum verschließbar. Nach der geographischen Verteilung unterscheidet man bei *Oncomelania hupensis* folgende Unterarten:

Oncomelania h. hupensis in China,
Oncomelanis h. formosana in Taiwan,
Oncomelania h. chiui in Taiwan,
Oncomelania h. quadrasi auf den Philippinen,
Oncomelania h. nosophora in Japan und
Oncomelania h. lindoensis in Sulawesi/Indonesien.

Die Subspezies zeigen unterschiedliches amphibisches Verhalten und können längere Zeiten im Wasser verbringen, sich an Pflanzen, die aus dem Wasser herausragen, aufhalten und an der Schlammoberfläche oder an Ufergewächsen leben. Die *Oncomelania h. hupensis* lebt in China besonders häufig in Gegenden, wo ihre Wohngebiete nur periodisch überflutet, seltener in solchen, die einer Dauerbewässerung ausgesetzt sind. In Trockenmonaten kann die chinesische *Oncomelania* in Schlammritzen überleben, wo eine geringe Feuchtigkeit und niedrige Temperaturen den Stoffwechsel herabsetzen. In schnell fließenden Gewässern kann sie nicht Fuß fassen.[238]

Durch die Kultivierung großer Landflächen mit Reisfeldern fanden Zwischenwirte für *S. japonicum* ideale und langfristige Lebensbedingungen, wie z. B. in China, wo seit ca. 10.000 Jahren Reis angebaut wird.

---

[238] Jordan (1993)

Zur *Oncomelania h. quadrasi* auf den Philippinen:
Nach HUBENDICK[239] war diese Schnecke ursprünglich ein Waldbewohner und diente Schistosomen von Nagetieren als Zwischenwirt, so dass die *Schistosomiasis japonica* zunächst eine reine Zoonose war. Erst durch die Kultivierung der Inseln mit Nutzpflanzen habe die Schnecke die Feuchtgebiete der Wiesen und Äcker besiedelt und durch Cercarien auch Menschen infiziert.

Es wurde auch diskutiert, ob chinesische Einwanderer, die schon seit der frühen spanischen Kolonialzeit die Philippinen besiedelten, Schistosomen importiert haben könnten. Ebenso untersuchte man, ob durch die japanische Besatzung im 2. Weltkrieg, als ca. 80.000 japanische Soldaten dort stationiert waren, die Erkrankung vermehrt eingeschleppt worden sein könnte. Wie noch ausgeführt wird, hat sich aber die philippinische *Oncomelania h. quadrasi* experimentell als resistent gegen asiatische Schistosomenarten aus China oder Japan erwiesen. Insofern ist die Hypothese nicht mehr aktuell, asiatische Einwanderer könnten die Parasiten eingeschleppt haben.

Zunächst verbringen die frisch aus den Eiern geschlüpften Jungschnecken zwei bis drei Wochen im freien Wasser, ehe sie ihre amphibische Wanderung zu den Wasserpflanzen aufnehmen. Sie wachsen etwa sechs Monate lang bis zu einer Endgröße von vier bis fünf mm, sind aber schon vorher geschlechtsreif und paaren sich. Die normale Lebensdauer beträgt etwa sieben bis neun Monate.

Oncomelania h. quadrasi bedarf eines recht warmen Klimas; sie bevorzugt ruhige, fast stehende Gewässer wie Tümpel, flache Ufer langsam fließender Ströme, aber auch das flache Wasser der Reisfelder beim sogenannten »wet farming«. Die Ebenen und Hochebenen von Mindanao, beispielsweise das Plateau von Bukidnon (Valencia), oder die Gebiete des Manat-Rivers in der Provinz Davao und des Agusan-Rivers

---

239 HINZ (1985), S.80 ff

nahe Butuan und Cotabato sind hier zu nennen. Die Inseln Bohol, Negros Oriental, Samar und Leyte bieten ebenfalls günstige Bedingungen. Neben Wärme ist die Schnecke auf regelmäßige Regenfälle angewiesen, die eine hohe Feuchtigkeit garantieren.

Die ideale Wassertemperatur liegt bei 23 bis 30 °C; wird flaches Wasser wärmer, suchen die Schnecken schattige Plätze unter Feuchtpflanzen auf. Nimmt infolge starker Niederschläge die Fließgeschwindigkeit des Wohngewässers zu, verlassen die Schnecken das Wasser und suchen das Ufer auf. Fortgespülte Cercarien können auf diese Weise auch weit von den ursprünglichen Wohngebieten Infektionen herbeiführen. Wird die Fließgeschwindigkeit des Wassers durch suhlende Wasserbüffel oder stärkeren Pflanzenbewuchs verlangsamt, verbessern sich die Lebensbedingungen für die Schnecke.

Für die Region Valencia auf Mindanao, Provinz Bukidnon, wird 1985 die Prävalenz der Schistosomiasis noch mit 25 % angegeben. Neuere Zahlen liegen deutlich darunter mit einer Infektionsrate, die regional zwischen 4 und 10 % schwankt.[240] Möglicherweise ist aber die Prävalenz durch die Aufklärungsmaßnahmen von Regierung und Privatinitiativen inzwischen auch niedriger geworden.

3. *Biomphalaria*: Zwischenwirt für *S. mansoni*[241]

Diese Art ist südlich der Sahara weit über Afrika verteilt, kommt aber auch in Ägypten, Libyen, Israel und Teilen der arabischen Halbinsel vor. Nahezu alle Biomphalariaarten sind empfänglich für *S. mansoni*. Sie werden in vier geographische Gruppen unterteilt: *B. pfeifferi*, *B. sudanica*, *B. choanomphala*, *B. alexandrina*.

In der Neuen Welt sind es andere Biomphalariaarten, die *S. mansoni* übertragen und dies auch mit spezieller geographischer Verteilung. Auf den Karibik-Inseln, Venezuela, Surinam, Französisch Guinea und

---

240 Die Angaben sind einer offiziellen Erhebung vom Dezember 2003 aus Malabalay entnommen
241 JORDAN (1993) S. 38 ff

Brasilien ist *Biomphalaria glabrata* heimisch, in Panama, auf einigen anderen Karibik-Inseln, in Costa Rica und Zentralamerika, Paraguay und Argentinien die *Biomphalaria straminea*, die auch in Nord-Brasilien hohe Infektionsraten unterhält. *Biomphalaria tenagophila* siedelt in südlicheren Gebieten des südamerikanischen Kontinentes. Insgesamt hat man 20 Subspezies beschrieben, die aber nicht alle Bilharziose übertragen.

4. *Bulinus:* Zwischenwirt für *S. haematobium*[242]

Seit 1958 werden vier Gruppen unterschieden, die aus insgesamt 37 Subspezies bestehen. In Afrika sind Frischwasserhabitate oft isolierte Gewässer, in denen die Evolution separater Unterarten gefördert wird, so auch bei den hermaphroditischen Bulinus-Schnecken.

Die vier Gruppen sind:

1. Die Africanus-Gruppe als Hauptüberträger von *S. haematobium* und *S. intercalatum*. Auch tierische Schistosomen können sich über diese Schneckenart vermehren.
2. Die Reticulatus-Gruppe, die als kleinere Form in Äthiopien und Südafrika lebt, wo sie in kleinen Tümpeln gut gedeiht.
3. Die Forskali-Gruppe kommt in Feuchtgebieten des subsaharischen Afrika vor und kann neben *S. haematobium* auch *S. intercalatum* und tierische Schistosomen übertragen.
4. Der Truncatus-Tropicus Komplex fasst verschiedene ähnliche Bulinusarten zusammen, die nördlich der Sahara leben und sich über die arabische Halbinsel bis in den westlichen Iran ausdehnen.

5. *Neotricula aperta:* Zwischenwirt für *S. mekongi*

Am Mekong in Laos und Kambodscha wurde die dort auftretende Schistosomiasis zunächst als typische asiatische Form durch *S. japonicum* angenommen. Im Jahre 1978 wurde *Neotricula aperta* als Zwischenwirt

---

[242] Jordan (1993), S. 41ff

entdeckt. Dabei stellte man auch fest, dass sie nicht *S. japonicum* überträgt, sondern *S. mekongi*.[243] *Oncomelania hupensis* kommt dort nicht vor.

6. Interaktion zwischen Schnecke und Parasitenlarve[244]

Experimente, verschiedene Schneckenarten mit Miracidien unterschiedlicher Artzugehörigkeit zu infizieren, haben folgendes ergeben:

Die philippinische *Oncomelania hupensis quadrasi* ist nicht empfänglich für Schistosomen aus Japan und China. Hingegen lässt sich *Oncomelania h. chiui* aus Taiwan mit Miracidien aller asiatischen Schistosomen infizieren; *Schistosoma mekongi* wurde als eigene Art entdeckt, als man beobachtete, dass ihre Larven *Neotricula aperta* infizieren, die gegen *S. japonicum* resistent ist.

Es scheint auch bei *S. mansoni* bestimmte Rassen zu geben, die eine besondere Affinität zu bestimmten Biomphalariaarten haben. Auch für Bulinus gilt, dass sich nicht alle Bulinus-Schnecken mit Miracidien von *S. haematobium* oder *S. intercalatum* infizieren lassen.[245]

So gibt es außer geographisch und morphologisch unterschiedlichen Species und Subspezies bei den Schnecken auch bei den Species der Schistosomen noch Unterarten. Es liegt hier also wohl eine Co-Evolution vor, in der sich nicht nur Parasit, Zwischenwirt und Endwirt als Zyklus aufeinander abgestimmt haben, sondern auch ausgewählte Assoziationen zwischen besonderen Species und Subspecies der Schistosomen zu bestimmten Species und Subspecies der Schnecken. Diese erweisen sich empfänglich nur für bestimmte Pärchenegellarven und sind zum Teil immun gegen nah verwandte Parsitenstränge.

In Laborversuchen gelang es, Kreuzungen von *S. mansoni* und *S. intercalatum* zu erzeugen, ebenso von *S. haematobium* und *S. intercalatum*. Möglicherweise kommt dies auch in der Natur vor, sodass

---

243 HOUSTON, KOWALEWSKA-GROCHOWSKA et al. (2004); KEANG, ODERMATT (2007)
244 JORDAN (1993), S. 58ff
245 JORDAN (1993), S. 61

dadurch Resistenzen von Seiten der Schnecken überwunden werden können und die Verbreitung der Bilharziose neue Räume findet. Mischinfektionen von *S. haematobium* und *S. intercalatum* im Endwirt können zu gemischten Pärchen führen und damit zu genetischer Mischung der Nachkommen, ebenso zwischen *S. mansoni* und *S. intercalatum*. Im letzteren Fall hat man sogar beobachtet, dass Mansoni-Männchen den Intercalatum-Männchen die Weibchen »wegnehmen«, falls sich kein gleichartiges Weibchen findet. Es besteht offenbar eine Präferenz zur gleichen Spezies bei Mischinfektionen, wobei sich *S. mansoni* als überlegen erweist.

Das spezielle Zusammenspiel von Schnecken und Schistosomen mag auch dazu beigetragen haben, dass beispielsweise *S. intercalatum* mit zwei Subspecies auf ein bestimmtes Gebiet in Zentralafrika beschränkt blieb, obgleich die typische Bulinusschnecke viel weiter verbreitet ist[246].

Jüngere Schnecken werden leichter von Miracidien infiziert als ältere, die eine gewisse Resistenz zu besitzen scheinen. Man hat beobachtet, dass sich die Schnecke mit abwehrenden Bewegungen offenbar gegen das Eindringen der Miracidien sträubt[247]. Bei günstigen Wassertemperaturen ist die Infektionsrate der Schnecken höher, auch die Mortalität des Zwischenwirtes steigt damit an. Dennoch erfolgt nach der Infektion zunächst ein kurzer Wachstumsschub der Schnecke, die Eiproduktion verringert sich dann aber mit zunehmender Parasitenlast. Pulmonaten als Zwitter können durch einen massiven Miracidienbefall regelrecht »kastriert« werden.

Bei Austrocknungsgefahr überleben frisch infizierte Schnecken eher, wenn sich aus Miracidien noch keine Sporocysten entwickelt haben. Manchen Schnecken gelingt auch eine Art Selbstheilung, indem sie

---

246 JOURDANE (2001); – SOUTHGATE, JOURDANE, TCHUEM TCHUENTÉ (1998)
247 HINZ (1985)

die Miracidien wie einen Fremdkörper mit Hämocyten einkapseln, so dass sie absterben. Dies ist bei *Oncomelania* seltener als bei *Bulinus* und *Biomphalaria*, und schützt auch nicht vor Neuinfektionen. Bis auf eine gelegentliche, winzige lokale Blutung beim Eindringen in das Schneckengewebe rufen die Miracidien keine besondere Immunreaktion in den Mollusken hervor. Dagegen provozieren Tochtersporocysten in der Mitteldarmdrüse eine granulomatöse Gewebereaktion, wenn es den Cercarien nicht gelingt, die Schnecke zu verlassen. Sie scheinen hier eine vergleichbare immunologische Reaktion hervorzurufen wie die Eier der Schistosomen im Gewebe des Endwirtes. Dass der Befall mit Miracidien für die Schnecke nicht ohne Folgen ist, zeigt die Tatsache, dass diejenigen, die Sporocysten und Tochtersporocysten beherbergen, tachycard werden; sie benötigen mehr Sauerstoff, die Nährstoffe ihrer Hämolymphe sind reduziert, sie geraten in eine Art Hungerzustand und sterben verfrüht.

7. Cercarienausschüttung[248]

Das Ausmaß der Cercarienausschüttung hängt nicht nur von der Parasitenlast der Schnecken ab, sondern ist auch bei den Arten der Überträgerschnecken unterschiedlich.

Einzelne infizierte Oncomelania-Schnecken schütten täglich nur bis zu 20 Cercarien von *S. japonicum* aus. Dies beginnt etwa sieben bis acht Wochen nach der Infektion mit den Wimperlarven. Dafür produziert aber das adulte Weibchen von *S. japonicum* die meisten Eier aller Schistosomenarten.

Biomphalariaarten geben ca. 250–600 Cercarien von *S. mansoni* täglich ab, dies kann bei besonders kräftigen Schnecken aber auch das Zehnfache betragen. Bei *Bulinus glabrata* hat man in Südamerika sogar mehr als 17.000 Cercarien täglich gezählt. Hier beträgt die Präpatenzzeit nur vier bis sechs Wochen. So kann offenbar die geringere Zahl

---

[248] JORDAN (1993), S. 64 ff

der abgelegten Wurmeier mit verstärkter Ausbildung von Cercarien kompensiert werden.

Bei Bulinus-Schnecken variiert die Ausschüttung von S. haematobium je nach Unterart: sie beträgt z. B. bei der Africanus-Gruppe über 1000 pro Tag, bei der Truncatus-Gruppe 200–1200 täglich. Der Prozess beginnt 5–7 Wochen nach der Infektion der Schnecke.

Zunächst steigt bei allen betroffenen Schnecken mit Beginn der Ausschüttung die Cercarienproduktion stetig an und sinkt dann langsam auf ein relativ stabiles Niveau, das über Wochen und Monate gleich bleibt, bis die Schnecke stirbt.

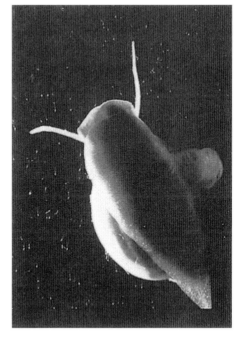

Abb. 57 Zerkarien ausschüttende Schnecke

Bedeutsam für den Menschen ist der Tagesrhythmus, in dem die Cercarien frei werden: so erreichen die Cercarien von S. japonicum auf den Philippinen ihr Maximum am Spätnachmittag, ebenso S. mansoni auf Guadeloupe. Für S. japonicum in China, S. mekongi und die meisten S. mansoni-Arten in Afrika, Mittel- und Südamerika liegt der Peak am Vormittag. Bei tierpathogenen Schistosomenarten vermutet man eine Anpassung an die Tageszeiten, an denen die Tiere das Wasser aufsuchen.

In fließenden Gewässern ist die Cercariendichte naturgemäß gering, in stehendem Wasser kann sie 1000 pro Liter betragen, wenn eine entsprechend dichte Besiedlung mit infizierten Schnecken vorliegt. (s. Abb. 57)

Insgesamt ist das Zusammenwirken von Schnecke und Parasit ein komplexes und vielschichtiges Phänomen mit Affinitäten und Immunitäten zwischen den Larven bestimmter Schistosomenspezies und Subspezies sowie bestimmten Schnecken und ihren Unterarten. Dennoch kommen sowohl bei Schnecken wie im Endwirt – Mensch oder Tier – auch Mischinfektionen verschiedener Schistosomenarten vor.[249] Diese Prozesse beeinflussen die Epidemiologie der Schistsosomiasis ebenso wie die äußeren Faktoren Klima, Regenfälle und die Vegetation an Wasserpflanzen als Lebensgrundlage der Schnecken. Miracidien- bzw. Sporocystenlast beeinträchtigen zwar als Parasitose die Lebensdauer und Vermehrung der Schnecken, und der Mensch als Endwirt kann seinerseits bei anhaltendem Parasitenbefall daran sterben, dennoch haben sich in vielen Gegenden der Welt Endemiegebiete mit entsprechenden Infektionsraten etabliert und unterliegen weiterhin einer ständigen Veränderung durch menschliches Verhalten und seiner Eingriffe in die Natur, sei es zum Guten oder Schlechten.

---

249 JORDAN (1993), S. 35

II. Algorithm in the Diagnosis and Treatment of Schistosomiasis

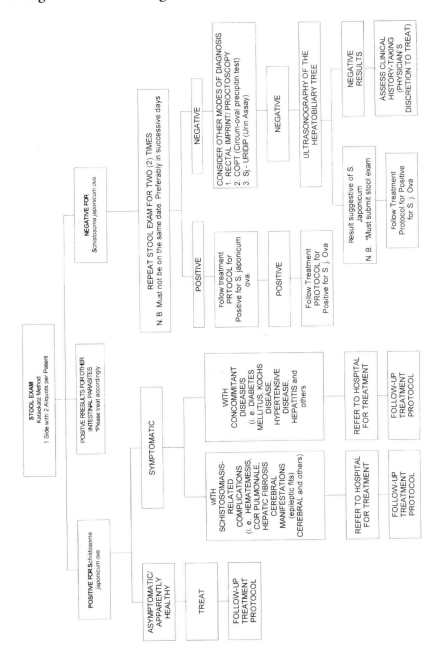

III. Nationales Therapieschema auf den Philippinen

TREATMENT PROTOCOL

EVERY MONTH for three (3) months
↓

EVERY THREE (3) MONTHS for one (1) year
↓

EVERY SIX (6) MONTHS for one (1) year
↓

YEARLY thereafter

PRAZIQUANTEL 600 mg per tablet

DOSAGE IS AT 60 mg per kilogram body weight
Divided into two (2) equal doses
at four (4) to six (6) hours interval

gez. Vincent G. Raguro
Medical officer

Teil VI
Literaturverzeichnis

I. Ungedruckte Quellen
Düsseldorf,
Heinrich Heine-Universität, Universitäts-Archiv
Bestand 7/39: Nachlass Theodor und Alfons Bilharz

Mainz,
Johannes Gutenberg-Universität
Institut für Geschichte, Theorie und Ethik der Medizin
Nachlass Theodor Bilharz

II. Literatur
[Nachruf, anonym] Wieder zwei Opfer Afrikanischer Reisen: W. v. Harnier und Dr. Th. Bilharz. In: Mittheilungen aus Justus Perthes' Geographischer Anstalt über wichtige neue Erforschungen auf dem Gesammtgebiete der Geographie von A. Petermann, 1862, 274–276

Allin, Michael: Zarafa. Die außergewöhnliche Reise einer Giraffe aus dem tiefsten Afrika ins Herz von Paris. (Originaltitel: Zarafa. A Giraffe's True Story, from Deep in Africa to the Heart of Paris, 1998), München und Zürich, Heyne, 2000

Althoff, Angelika: Wissenschaftlicher Briefwechsel von und mit Theodor Bilharz, Düsseldorf, Triltsch, 1980 (Düsseldorfer Arbeiten zur Geschichte der Medizin, 56)

Berner, Christoph: Epidemiologie, Häufigkeit und geographische Verbreitung der Schistosomiasis auf den Philippinen. Heidelberg, Med. Diss. 1984

BERRIMAN, MATTHEW; HAAS, BRIAN J.; LOVERDE, PHILIP T. et al.: The genome of the blood fluke Schistosoma mansoni. In: Nature, vol. 460 (Nr. 8160) (2009) 352–360

BETTING, LUIZ EDUARDO et al.: Seizures and Cerebral Schistosomiasis. In: Archives of Neurology, Bd. 62 (2005) 1008–1010

BILHARZ, THEODOR: Distomum Haematobium und sein Verhältnis zu gewissen pathologischen Veränderungen der menschlichen Harnorgane. In: Wiener medizinische Wochenschrift, Bd. 6 (1856a) 49–52; 65–68

BILHARZ, THEODOR: Über Pentastomum constrictum. In: Zeitschrift für wissenschaftliche Zoologie, Bd. 7 (1856b) 329–330

BILHARZ, THEODOR: Das electrische Organ des Zitterwelses. Anatomisch beschrieben von Dr. TH. BILHARZ, Leipzig, W. Engelmann, 1857

BILHARZ, THEODOR: Von Sigmaringen nach Aegypten, Reisebriefe aus dem Jahre 1850. In: Zeitschrift »s'Zollerländle« 1. Jg. (Hechingen 1925) Nr. 9 u. 10

BODE, HELMUT (Hrsg.): Brehms Weltreisen, Mannheim, Bibliographisches Institut, 1956

BROCK, GEORGE SANDISON: Anatomy and Physiology of the Bilharzia Ovum. In: Lancet, Bd. 142, Nr. 3654, (1893a) 622–625

BROCK, GEORGE SANDISON: On the Bilharzia Haematobia. In: Journal of Pathology and Bacteriology, Bd. 2 (1893b) 52–74

CASTLE, R. F.; CAMB, B. C.: Haematuria in East Central Africa. In: Lancet, Bd. 137, Nr. 3530 (1891) 931–932

CATTO, JOHN: Schistosoma Cattoi, a new blood fluke of man. In: British Medical Journal, I (1905) 11–13

CHITSULO, LESTER; ENGELS, DIRK; MONTRESOR, ANTONIO; SAVIOLI, LORENZO: The global status of schistosomiasis and its control. In: Acta Tropica, Bd. 77 (2000) 41–51

CHRISTOPHERSON, JOHN BRIAN: The Successful Use of Antimony in Bilharziosis. Administered as Intravenous Injections of Antimonium tartaratum (tartar emetic). In: Lancet, Sept.7 (1918) 325–327

COBBOLD, THOMAS SPENCER: On the development of Bilharzia haematobia […], (Lecture on Botany, Parasites, and Parasitic Diseases at the Royal Veterinary College, May 17th, 1872). In: Veterinarian, Bd. 45 (4. Serie) (1872) 636–646

COOK, GORDON, C.; ZUMLA, ALIMUDDIN J. (Hrsg.): P. MANSON's Tropical Diseases, 21. Ed., Amsterdam, Elsevier, 2003

DAVIS, A.: Schistosomiasis. In: COOK; ZUMLA (2003) S. 1431–1469

DÖNGES, JOHANNES: Parasitologie, Stuttgart, Thieme, 1980

DOUMENGE, JEAN-PIERRE; MOTT, KENNETH E. (Hrsg.): Atlas de la répartition mondiale des Schistosomiases/ Atlas of the global distribution of Schistosomiasis, Bordeaux, Centre de recherche sur les espaces tropicaux, Presses Universitaires, 1987

DÜBBELDE, UWE JENS: Dopplersonographische, serologische und klinische Untersuchungen zur hepato-splenischen Morbidität bei Schistosomiasis japonica, Hannover, Med. Hochschule, Diss. 2007

EBSTEIN, WILHELM: Die Harnblase bei der Bilharziakrankheit und ihre Beziehungen zur Urolithiasis. In: Zeitschrift für Urologie, Bd. 4 (1910) 1–5, Tafel I–II

ECKER, ALEXANDER: Schädel nordostafrikanischer Völker aus der von Prof. Bilharz in Cairo hinterlassenen Sammlung, abgebildet und beschrieben von A. ECKER. In: Abhandlungen der Senckenbergischen naturforschenden Gesellschaft, Bd. 6 (1866–67) S. 46–65, Tafel IV–XV

ECKER, ALEXANDER: Lebensskizze des Dr. THEODOR BILHARZ […]. In: Berichte über die Verhandlungen der Naturforschenden Gesellschaft zu Freiburg i. Br., Bd. 3 (1862) 1–23

ENIGK, KARL: Geschichte der Helminthologie im deutschsprachigen Raum, Stuttgart, New York, G. Fischer, 1986

FARLEY, JOHN: Bilharzia, A History of Imperial Tropical Medicine, Cambridge, New York, Port Chester, Cambridge University Press, 1991

FERRARI, TERESA CRISTINA DE ABREU: Involvement of the Central Nervous System in the Schistosomiasis. In: Memorias do Instituto Oswaldo Cruz, Rio de Janeiro, Bd. 99 (Suppl. I) (2004) 59–62

FOWLER, ROBERT; LEE, CHRISTINE; KEYSTONE, JAY S.: The role of corticosteroids in the treatment of cerebral schistosomiasis caused by Schistosoma mansoni: case report and discussion. In: American Journal of Tropical Medicine and Hygiene, Bd. 61(1) (1999) 47–50

FRANK, CHRISTINA et al.: The role of parenteral antischistosomal therapy in the spread of hepatitis C virus in Egypt. In: Lancet, Bd. 355 (Nr. 9207) (2000) 887–891

FRANZ PACHA, J.: Notice Nécrologique sur le Dr. THEODOR BILHARZ, Kairo 1896

FRITSCH, GUSTAV: Zur Anatomie der Bilharzia haematobia (Cobbold). In: Archiv für mikroskopische Anatomie Bd. 31 (1888) 192–223, Tafel XI und XII

FUJII, DAIJIRO (YOSHINAO): [An account of a journey to Katayama] (erstmals in Japanisch 1847), englische Übersetzung des Reprints (1909). In: KEAN; MOTT; RUSSELL Bd. 2, (1978), S. 513–514

FUJINAMI, KAN: [Katayama Disease in Hiroshima Prefecture] (japanisch 1909), englische Übersetzung. In: KEAN; MOTT; RUSSELL, Bd. 2 (1978) S. 531–537

GAD, AMAL; TANAKA, EIJI et al.: Relationship between hepatitis C virus infection and schistosomal liver disease: not simply an additive effect. In: Gastroenterology, Bd. 36(11) (2001) 753–758

GARCIA, LYNNE SHORE; BRUCKNER, D.A.: Diagnostic medical parasitology, 3. Aufl., New York, 1988

GEUS, ARMIN: Der Generationswechsel. Die Geschichte eines biologischen Problems. In: Medizinhistorisches Journal, Bd. 7 (1972) 159–173

Gentilini, Marc: Médecine tropicale, 2. verb. Auflage, Paris, Flammarion, 1993

Goethe, Johann Wolfgang von: Maximen und Reflexionen, hrg. von M. Hecker, Frankfurt a. M. 1980, S. 110 f; – vgl. Dohrn, Klaus: Von Bürgern und Weltbürgern, Pfullingen, G. Neske, 1983, S. 130

Griesinger, Wilhelm: Klinische und anatomische Beobachtungen über die Krankheiten von Egypten. In: Archiv für physiologische Heilkunde, Bd. 13 (1854) 528–575, zitiert in Kean; Mott; Russell, Bd. 2 (1978) S. 481–487

Grove, David I.: A History of Human Helminthology, Wallingford (UK), C.A.B. International, 1990

Halim, Abdel-Baset; Garry, Robert F.; Dash, Srikanta; Gerber, Michael A.: Effect of schistsomiasis and hepatitis in liver disease. In: American Journal of Tropical Medicine and Hygiene, Bd. 60(6) (1999) 915–920

Harley, John: On the endemic haematuria of the Cape of Good Hope. In: Medico-Chirurgical Transactions, Bd. 17 (1864) 55–74, Taf. 1–2

Hayashi, M.: Clinical studies on cerebral schistosomiasis japonica in the Philippines. In: Bull. Tokyo Med. Dent. Univ., Bd. 26 (4) (1979) 287–97

Hayashi, S.; Ohtake, H., Koike, M.: Laparoscopic diagnosis and clinical course of chronic schistosomiasis japonica. In: Acta tropica, Bd. 77 (2000) 133–140

He, Yi-Xun; Salafsky, Bernhard; Ramaswamy, Kalyana-Sundaram: Comparison of skin invasion among the three major species of Schistosoma. In: Trends in Parasitology, Bd. 21(5) (2005) 201–203

Hentschel, Erwin; Wagner, Günther: Tiernamen und zoologische Fachwörter, Stuttgart, New York, G. Fischer, 1976

Hinz, Erhard: Human Helminthiasis in the Philippines, Heidelberg, Springer, 1985

Hoeppli, Reinhard: Haematuria Parasitaria and Urinary Calculi. Early Indications from Africa. In: Acta Tropica, Bd. 29 (1972) 205–217

HOUSTON, STAN; KOWALEWSKA-GROCHOWSKA, KINGA et al.: A first report of Schistosoma mekongi infection with brain involvement. In: Clinical Infectious Diseases, Bd. 38(1) (2004) 1–6 (Epub 2003 Dec.8)

HUBENDICK, BENGT: Factors conditioning the habitat of fresh waters snails. In: Bulletin of the World Health Organization, Bd. 18 (1958) 1072–1080

JAURÉGUIBERRY, STÉPHANE et al.: Acute Neuroschistosomiasis: two cases associated with cerebral vasculitis. In: American Journal of Tropical Medicine and Hygiene, Bd. 76(5) (2007) 964–966

JORDAN, PETER et al. (Hrsg.): Human Schistosomiasis, Wallingford, CAB International, 1993

JORDAN, PETER: From Katayama to the Dakhla Oasis […]. In: Acta Tropica, Bd. 77 (2000) 9–40

JOURDANE, JOSEPH; SOUTHGATE, VOUGHAN R. et al.: Recent studies on Schistosoma intercalatum: taxonomic status, puzzeling distribution and transmission foci revisited. In: Memorias de Instituto Oswaldo Cruz, Bd. 96 (2001) Suppl. 45–48

KAESTNER, ALFRED: Lehrbuch der speziellen Zoologie. Wirbellose, 3. Aufl. Band I, Jena, Fischer, 1969, S. 340

KAMAL, SANAA; MADWAR, MOHAMED et al.: Clinical, virological and histopathological features: long-term follow-up in patients with chronic hepatitis C co-infected with S. mansoni. In: Liver, Bd. 20(4) (2000) 281–289

KANE, CHARLES A.; MOST, H.: Schistosomiasis of the Central Nervous System. In: Archives of Neurology and Psychiatry, Bd. 59(2) (1948) 141–183

KARDOFF, RÜDIGER, DÖHRING E.: Ultraschalldiagnostik der Bilharziose. In: Ultraschall in der Medizin, Bd. 22 (2001) 107–115

KATSURADA, FUJIRO: [The Etiology of a Parasitic Disease] (japanisch 1904), englische Übersetzung. In: KEAN; MOTT; RUSSELL Bd. 2, (1978), S. 518–521

Kawanishi, Kenji: [A report on a study of the Katayama disease in Higo-No-Kuni] (japanisch 1904), englische Übersetzung. In: Kean; Mott; Russell Bd. 2, (1978), S. 527–529

Keang H., Odermatt P. et al: Liver morbidity due to Schistosoma mekongi in Cambodia after seven rounds of mass drug administration. In: Transactions of the Royal Society of Tropical Medicine and Hygiene, Bd. 101(8) (2007) 759–765

Kean, Benjamin Harrison; Mott, Kenneth E.; Russell, Adair J.: Tropical Medicine and Parasitology, Classic Investigations, Bd. 1–2, Ithaca und London, Cornell University Press, 1978

Khalil, Mohammed Bey: A Century of Helminthology in the Cairo Medical School. In: Comptes rendus/Congrès international de Médicine Tropicale et d'Hygiène 1925–1928 (1929–1932) 3–25

Kolta, Kamal Sabri: Die Gründung der Kairoer medizinischen Schule im 19. Jahrhundert und die Mitwirkung deutscher Ärzte. In: Medizinische Monatsschrift, Bd. 30, H. 4 (1976) 167–172

Küchenmeister, Friedrich: Die in und an dem Körper des lebenden Menschen vorkommenden Parasiten, Leipzig, B. G. Teubner, 1855

Lea, Wendy A. et al.: A 1,536-Well-Based Kinetic HTS Assay for Inhibitors of *Schistosoma mansoni* Thioredoxin Glutathione Reductase. In: Assay and Drug Development Technologies, Vol. 6, Nr. 4 (2008) 551–555

Leibbrand-Wettley, Annemarie: Wilhelm Griesinger (Mediziner, Psychiater, *1817 Stuttgart, †1868 Berlin). In: Neue Deutsche Biographie, Bd. 7, Berlin 1966, S. 64–65

Leiper, Robert Thomson: Note on the presence of a lateral spine in the eggs of Schistosoma japonicum. In: Transactions of the Society of Tropical Medicine and Hygiene, Bd. 4 (1911) 133–137

Leiper, Robert Thomson: Report on the results of the Bilharzia Mission in Egypt, 1915. In: Journal of the Royal Army Medical Corps, Bd. 26 (1915) Aug. Nr. 2

Leiper. Robert Thomson: On the relation between terminal-spined and lateral-spined eggs of Bilharzia. In: British Medical Journal I (1916) 411

Li, Yue-Sheng et al.: A double-blind field trial on the effects of artemether on Schistosoma japonicum infection in a highly endemic focus in southern China. In: Acta Tropica, Bd. 96 (2005) 184–190

Looss, Arthur: Bemerkungen zur Lebensgeschichte der Bilharzia haematobia im Anschlusse an G. Sandison Brock's Arbeit über denselben Gegenstand. In: Zentralblatt für Bakteriologie und Parasitenkunde, Bd. 16 (1894) 286–292; 340–346

Looss, Arthur: Notizen zur Helminthologie Aegyptens. In: Zentralblatt für Bakteriologie , I. Abtl, Bd. 20 (1896) 865–870; Bd. 24 (1898) 441–449; 483–488

Looss, Arthur: Zur Anatomie und Histologie der Bilharzia haematobia (Cobbold). In: Archiv für Mikroskopische Anatomie und Entwicklungsgeschichte, Bd. 46 (1895) 1–107, Tafel I–III

Lortet, Louis; Vialleton, Louis: Étude sur le Bilharzia haematobia et la Bilharziose, Paris,

G. Masson, Librairie de l'Academie de Médicine, 1894, Tafel I–VIII (= Annales de l'Université de Lyon, t. 9, fasc. 1)

Mahmoud, A. A. F.: Schistosomiasis (Bilharziasis) from Antiquity to the Present. In: Infectious Disease Clinics of North America, Bd. 18 (2004) 207–218

Majima, Tokuho (Naganori): [A strange case of liver cirrhosis caused by parasitic ova] (japanisch 1888), englische Übersetzung. In: Kean; Mott; Russell Bd. 2, (1978) S. 514–517

Manson, Patrick: Report of a case of Bilharzia from the West Indies. In: British Medical Journal II (1902) 1894–1895

Mao, S. C.; Ye, X. C.; Liu, J. X.; Zhang, J.W.: [CT brain scanning in the diagnosis and localisation of cerebral schistosomiasis] (chinesisch) (1989) Abstract: PMID: 2509098

MECKEL VON HEMSBACH, HEINRICH: Mikrogeologie: Ueber die Concremente im thierischen Organismus […], Berlin, Reimer, 1856

MEHLHORN, HEINZ: Encyclopedic Reference of Parasitology, 2. Auflage, Berlin u.a., Springer, 2001

MEHLHORN, HEINZ (Hrsg.), Parasitology in Focus. Facts and Trends. Heidelberg, London, New York u. a., Springer, 1988

MEHLHORN, HEINZ; PIEKARSKI, GERHARD: Grundriß der Parasitenkunde. Heidelberg, Berlin, Spektrum, 2002

MEHTA, AMIT et al.: Cerebral Schistsosomiasis. In: American Journal of Radiology Bd. 168 (1997) 1322

MEYER, CHRISTIAN G.: Tropenmedizin – Infektionskrankheiten, Landsberg, ecomed, 2001

MEYER, KLAUS: Geheimnisse des ANTONI VAN LEEUWENHOEK, Lengerich, Düsseldorf, Leipzig, Pabst Science Publishers, 1998

MIYAGAWA, YONEJI: Ueber den Wanderungsweg des Schistosomum japonicum von der Haut bis zum Pfortadersystem und über die Körperkonstitution der jüngsten Würmer zur Zeit der Hautinvasion. In: Zentralblatt für Bakteriologie, Parasitenkunde und Infektionskrankheiten, Bd. 66 (1912) 406–441, englische Übersetzung unter dem Titel »On the route of migration of the Schistosoma japonicum from the skin to the portal system and the structure of the youngest worms at the time of skin penetration«. In: KEAN; MOTT; RUSSELL Bd. 2, (1978), S. 537–539

MONZAWA, SHUICHI et al.: Schistosomiasis Japonica of the Liver: Contrast-Enhanced Findings in 113 Patients. In: American Journal of Radiology, Bd. 161 (1993) 323–327

MOSTOFI, FATHOLAH KESHVAR (Hrsg.): Bilharziasis. International Academy of Pathology – Special Monograph, Berlin, Heidelberg, New York, Springer, 1967

MÜLLER, OTHO FRIDERICUS: Animalcula infusoria fluviatilia et marina […] sistit opus hoc posthumum quod cum tabulis aeneis

L. in lucem tradit vidua ejus nobilissima, cura Othonis Fabricii. Kopenhagen 1786

Nascimento-Carvalho, Cristian M.; Moreno-Cavalho, Otavio A.: Neuroschistosomiasis due to Schistsosoma mansoni: a review of pathogenesis, clinical syndromes and diagnostic approaches. In: Revista do Instituto de Medicina Tropical de Sao Paulo, Bd. 47(4) (2005) 179–184

Nascimento-Carvalho, Cristian M.: Clinical and cerebrospinal fluid findings in patients less than 20 years old with a presumptive diagnosis of schistsosomiasis. In: Journal of Tropical Pediatrics, Bd. 50(2) (2004) 98 – 100

N'Dong, F. O. et al.: Pulmonary bilharziosis due to Schistosoma haematobium: pitfalls of species diagnosis. A case report from Libreville, Gabon. In: Med. Trop. (Mars.), Bd. 65/2 (2005)163–166

Ohmae, Hiroshi et al.: Imaging diagnosis of schistosomiasis japonica – the use in Japan and application for field study in the present endemic area. In: Parasitology International, Bd. 52 (2003) 385–393

Olpp, Gottlieb: Hervorragende Tropenärzte, München, Gmelin, 1932

Olpp, Gottlieb: Steinkranke in den Tropen. In: Knoll's Mitteilungen für Ärzte, September 1935 (Bilharz Nachlassarchiv IGM, Mainz)

Peters, Wallace; Pasvol, Geoffroy: Tropical and Parasitology, 5. Aufl., London, Edinburgh, New York, Mosby, 2002

Pfister, Edwin: Ein Polyp der Harnblase als Steinkern bei Bilharzia. In: Zeitschrift für Urologie, Bd. 3 (1909) 880–892, Tafel VI–VIII

Pirajá da Silva, Manoel Augusto: [Contribution to the study on Schistosomiasis in Bahia, 1908], englische Übersetzung. In: Kean; Mott; Russell Bd. 2, (1978), 492–494

Pitella, José E.: Neuroschistosomiasis. In: Brain Pathology, Bd. 1 (1997) 649–662

Pointier, J. P.; Jourdane, J.: Biological control of the snail hosts of schistosomiasis in areas of low transmission: the example of the Caribbean area. In: Acta Tropica, Bd. 77 (2000) 53–60

Reinbacher, Lothar: Theodor Bilharz und die Bilharziose. Ein deutscher Beitrag zur Erforschung der Tropenkrankheiten, Bayer AG, Leverkusen, Bayer AG, Sektor Pharma o. J. (ca. 1986)

Richter, Joachim: Evolution of schistosomiasis-induced pathology after therapy and interruption of exposure to schistosomes: a review of ultrasonographic studies. In: Acta Tropica, Bd. 77 (2000) 111–131

Richter, Joachim: Evaluierung neuer Methoden, insbesondere der Sonographie, zur Diagnose und Verlaufsbeobachtung der Trematodeninfektionen Bilharziose und Fasciolose, Universität Düsseldorf, Medizinische Fakultät, Habilitationsschrift (2003a)

Richter, Joachim: The impact of chemotherapy on morbidity due to schistosomiasis. In: Acta Tropica, Bd. 86 (2003b) 161–183

Richter, Joachim: Of flukes and fistulae. In: Lancet, Bd. 371 (2008) 1308

Rollison, David; Simpson, Andrew J. (Hrsg.): The Biology of Schistosomes. From Genes to Latrines, London, San Diego, New York u. a., Academic Press, 1987

Ruffer, Armand: Note on the presence of Bilharzia Haematobia and Egyptian Mummies of the twentieth Dynasty (1250–1000 B.C). In: British medical Journal I (1910) 16f (Jan 1th)

Sambon, Louis Westenra: New or little known African Entozoa. In: Journal of Tropical Medicine and Hygiene, Bd. 10 (1907) 117

Schadewaldt, Hans: Theodor Bilharz. Arzt und Naturforscher in Kairo, 1825–1862. In: Lebensbilder aus Schwaben und Franken, Bd. 7, Stuttgart, Kohlhammer, 1960, S. 337–345

Schadewaldt, Hans: Bilharz, Theodor. In: Dictionary of Scientific Biography, hrsg. v. C. C. Gillispie, Bd. 2, New York, Scribner, 1970, S. 127–128

Schistosoma japonicum Genome Sequencing and Functional Analysis Consortium: The Schistosoma japonicum genome reveals features of host-parasite interplay. In: Nature, vol. 460 (Nr. 8140) 345–352

Senn, Ernst: Theodor Bilharz – Ein deutsches Forscherleben in Ägypten, Stuttgart, 1931 (Schriften des Deutschen Ausland-Instituts, Reihe D, Bd. 5)

Siebold, Karl Theodor von: Parasiten. In: Handwörterbuch der Physiologie mit Rücksicht auf die physiologische Pathologie, hrsg. von Rudolph Wagner, Bd. 2, Braunschweig, Vieweg, 1844, S. 668–673

Siebold, Karl Theodor von: Ein Beitrag zur Helminthographia humana, aus brieflichen Mittheilungen des Dr. Bilharz in Cairo. In: Zeitschrift für wissenschaftliche Zoologie, Bd. 4 (1853a) 53–76

Siebold, Karl Theodor von: Fernere Mittheilungen über Distomum Haematobium. In: Zeitschrift für wissenschaftliche Zoologie, Bd. 4 (1853b) 454–456, Tafel XVII

Siebold, Karl Theodor von: Über die Band- und Blasenwürmer nebst einer Einleitung über die Entstehung der Eingeweidewürmer, Leipzig, W. Engelmann, 1854

Sonsino, Prospero: Discovery of the Life History of Bilharzia haematobia (Cobbold). In: Lancet, Bd. 142 (Nr. 3654) (1893) 621–622

Southgate, V.R.; Bray, R.A.: Medical Helminthology. In: Cook; Zumla (2003) S. 1649–1716

Southgate, V.R.; Jourdane, J.; Tchuem Tchuenté, L.A.: Recent studies on the reproductive biology of the schistosomes and their relevance to speciation in the Digena. In: International Journal for Parasitology, Bd. 28(8) (1998) 1159–1172

Sticker, Georg: Wunderlich, Roser, Griesinger. In: Sudhoffs Archiv für Geschichte der Medizin und Naturwissenschaften, Bd. 33 (1940) 30–54

Strickland, G. Thomas: Liver disease in Egypt: Hepatitis C superseded schistosomiasis as a result of iatrogenic and biological factors. In: Hepatology Bd. 43(5) (2006) 915–922

Swammerdam, Jan: The Book of Nature; or, the History of Insects [...] with The Life of the Author by Herman Boerhaave [...]. Revised and improved by Notes from Reaumur and others, by John Hill. [Deutsch: Bibel der Natur, 1752]. London 1758, S. 75f, Taf. 9, Fig. VII und VIII

Symmers, William St. Clair: Note on a new form of liver cirrhosis due to the presence of the ova of Bilharzia haematobia. In: Journal of Pathology and Bacteriology, Bd. 9 (1904) 237–239

Virchow, Rudolph: On Bilharzia. In: British Medical Journal I (1888) 1030f

Waldmann, A. D. et al.: Subacute pulmonary granulomatous schistosomiasis: high resolution CT appearances – another cause of the halo sign. In: British Journal of Radiology, Bd. 74 (2001) 1052–1055

Warren, Kenneth S.; Newill, Vaun Archie: Schistosomiasis: a bibliography of the world's literature from 1852 to 1962. Bd. 1: Keyword Index; Bd. 2: Author Index. Cleveland, Ohio, 1967

Watt, George et al.: Praziquantel in treatment of cerebral schistosomiasis. In: Lancet II (Nr. 8506) (1986) 529–532

Wichmann, Dominic; Panning, Marcus; et al.: Diagnosing Schistosomiasis by Detection of Cell-Free Parasite DNA in Human Plasma. In: http://www.plosntds.org/article/info:doi/10.1371/journal.pntd.0000422 (29.7.2009)

Zhu, Yin-Chang; Socheat, Duong et al.: Application of a dipstick dye immunoassay (DDIA) kit for the diagnosis of schistosomiasis mekongi. In: Acta Tropica, Bd. 96 (2–3) (2005) 137–141

Teil VII
Verzeichnis der Abbildungen[250]

Abb. 1	aus: Richter (2003) (mit freundlicher Genehmigung des Autors)
Abb. 2	aus: Schadewaldt (1960)
Abb. 3	aus: Kolle, Kurt (Hrsg.), Grosse Nervenärzte, Stuttgart 1970, Bd. I, 115–127
Abb. 4	aus: Bildarchiv des Biohistoricum, Museum und Forschungsarchiv für die Geschichte der Biologie, Bonn (früher Neuburg an der Donau)
Abb. 5	aus: Georg Ebers, Ägypten in Bild und Wort, Stuttgart, 1879, S. 131
Abb. 6	aus: Wikipedia, Artikel „Muhammad Ali Pascha"
Abb. 7	aus: Kreide- und Federlithographie von Henry Gaugain nach einer Zeichnung von Alphonse Prévost. Sammlung Ingrid Faust, Bingen
Abb. 8	aus: v. Siebold (1853a), auch abgebildet in Kean; Mott; Russell, Bd. II (1978), S. 476
Abb. 9	aus: Originalzeichnung von Th. Bilharz (mit freundlicher Genehmigung des Universitäts-Archivs Düsseldorf, Nachlass Theodor und Alfons Bilharz (Bestand 7/39))
Abb. 10	aus: v. Siebold (1853b), Tafel 17
Abb. 11	aus: Griesinger (1854)
Abb. 12	aus: Olpp (1932) Taf. XXXII
Abb. 13	aus: Kean; Mott; Russell Bd. II (1978), S. 542
Abb. 14	aus: Jordan (2000), S. 23, Fig. 15
Abb. 15	aus: Grove (1990) Taf. 50
Abb. 16	aus: Brock (1893b), Taf. VIII, Fig. 5 und 6

---

250 Namen und Jahreszahlen verweisen auf das Literaturverzeichnis

Abb. 17	aus: Lortet; Vialleton (1894), S. 9
Abb. 18	aus: Lortet; Vialleton (1894), Taf. III, Fig. 16
Abb. 19	aus: Lortet; Vialleton (1894), Taf. I, Fig. 5
Abb. 20	aus: Lortet; Vialleton (1894), Taf. I, Fig. 4
Abb. 21	aus: Lortet; Vialleton (1894), S. 102
Abb. 22	aus: Lortet; Vialleton (1894), Taf. IV, Fig. 18
Abb. 23	aus: Lortet; Vialleton (1894), Taf. IV, Fig. 19
Abb. 24	aus: Lortet; Vialleton (1894), Taf. VII, Fig. 26
Abb. 25	aus: Symmers 1904, in Kean; Mott; Russell, Bd. II (1978), S. 490
Abb. 26	aus: Jordan et al. (1993), S. 203, Fig. 5.2 (mit freundlicher Genehmigung von CAB International)
Abb. 27	aus: Catto (1905), auch in Kean; Mott; Russell Bd. II (1978), S. 524
Abb. 28	aus: Olpp (1932) Taf. XXXVIII
Abb. 29	aus: Leiper (1911)
Abb. 30	aus: Meyer (2001), S.276, Abb. 184 (mit freundlicher Genehmigung von Ecomed Medizin)
Abb. 31	aus: Peters; Pasvol (2002), S. 133, Abb. 454
Abb. 32	aus: Peters; Pasvol (2002), S. 137, Abb. 473
Abb. 33	aus: Peters; Pasvol (2002), S. 140, Abb. 484
Abb. 34	aus: Fritsch (1888) Taf. XI, Fig. 1
Abb. 35	aus: Peters; Pasvol (2002), S. 130, Abb. 440
Abb. 36	aus: Mehlhorn (1988)
Abb. 37	aus: Rollinson; Simpson (1987), S. 191, Fig.4 (mit freundlicher Genehmigung des Elsevier Verlags)
Abb. 38	aus: Peters; Pasvol (2002), S. 134, Abb. 457
Abb. 39	aus: Mostofi (1967), S. 150, Fig. 13
Abb. 40	aus: Hayashi; Ohtake; Koike (2000), S. 137, Fig. 6 (mit freundlicher Genehmigung des Elsevier Verlags)

Abb. 41	aus: Mostofi (1967), S. 159, Fig. 1 (mit freundlicher Genehmigung des Autors, Prof. Andrade und Springer Science and Business Media)
Abb. 42	aus: Jordan et al. (1993), S. 256, Fig. 6.9 (mit freundlicher Genehmigung von CAB International)
Abb. 43	aus: Kane (1948), S.168 (mit freundlicher Genehmigung von American Medical Association, Journal Reprints)
Abb. 44	aus: Jordan et al. (1993), S. 114, Fig. 3.10
Abb. 45–47	Bilder aus dem Krankenhaus in Valencia (Photos: Klaus Eckert)
Abb. 48	aus: Leber-Netzwerkfibrose, Ultraschallbild, Valencia / Philippinen (2003, A.N.)
Abb. 49	aus: Schädel-CT-Bild Valencia/Philippinen (2005, A.N.)
Abb. 50	aus: Schädel-CT-Bild Valencia/Philippinen (2005, A.N.)
Abb. 51	aus: Schädel-CT-Bild Valencia/Philippinen (2005, A.N.)
Abb. 52	aus: Schädel-CT-Bild Valencia/Philippinen (2006, A.N.)
Abb. 53	aus: Schädel-CT-Bild Valencia/Philippinen (2006, A.N.)
Abb. 54	aus: Schädel-CT-Bild Valencia/Philippinen (2006, A.N.)
Abb. 55	aus: Kaestner (1969), S. 340
Abb. 56	aus: Kaestner (1969), S. 343
Abb. 57	aus: Peters; Pasvol (2002), S. 130, Abb. 442

Teil VIII
Personenregister

Allen, James F.   68
Allin, Michael   29
Althoff, Angelika   16, 34
Arnold, Friedrich   17, 49
Atkinson, Leicester   92, 93

Baer, Carl Ernst von   21
Bayer, Pharmazeutische Firma   97
Berner, Christoph   130
Berriman, Matthew   9, 154
Betting, Luiz Eduardo   113
Bilharz, Alfons   19
Bilharz, Theodor Maximilian   10, 16–19, 24, 26, 27, 29, 31–56, 61, 64, 65, 72, 73, 75, 76, 80, 81, 91, 95, 99, 110, 120, 155
Bode, Helmut   31
Bojanus, Ludwig Heinrich   22
Boveri, Theodor   7
Braun, M. G.   26
Bray, R. A.   99
Brehm, Alfred   31, 32
Brock, George Sandison   67–70
Brugsch, Heinrich Ferdinand Karl   32

Camb, B. C.   67
Castle, R. F.   67
Catto, John   86, 87, 89, 92, 155
Chamisso, Adalbert von   23
Chitsulo, Lester   124

Christopherson, John Brian   96, 97
Clot, Antoine B.   29
Cobbold, Thomas Spencer   55, 56, 67, 68, 70, 71, 92
Cook, Gordon C.   99
Creplin, Friedrich Heinrich   22

Dash, Srikanta   114
Davis, A.   99
Diesing, Carl Moritz   56
Döhring, E.   117–119
Dohrn, Anton   7
Du Bois Reymond, Émil   33
Dübbelde, Uwe Jens   115, 118, 133

Ebers, Georg   28
Ebstein, Wilhelm   52
Ecker, Alexander   16, 33, 54
Eckert, Klaus   128, 129
Engels, Dirk   124
Enigk, Karl   21, 22, 23, 57

Farley, John   91, 93, 98
Faust, Ingrid   30
Ferrari, Teresa Cristina de Abreu   145, 151
Fiedler, Bernhard   28
Fowler, Robert   150
Frank, Christina   97
Franz Pacha, J.   16
Fritsch, Gustav   52, 100
Fujii, Daijiro (Yoshinao)   58, 155
Fujinami, Kan   61, 62, 93

Gad, Amal   114
Garry, Robert F.   114
Gaugain, Henry   30
Geus, Armin   10, 23
Glisson, Francis   85
Goethe, Johann Wolfgang von   156
Goeze, Johann August Ephraim   21
Griesinger, Wilhelm   16, 18, 19, 27, 29, 32, 39–41, 46, 49, 52
Grove, David L.   21, 22, 64, 68

Haas, Brian J.   9, 154
Halim, Abdel-Baset   114
Harley, John   68, 92
Hayashi, M.   147
He, Yi-Xun   103
Hecker, Max.   156,
Hentschel, Erwin   22, 26
Herodot   8
Heuglin, Theodor von   31
Hill, John   22
Hinz, Erhard   161, 165
Hoeppli, Reinhard   52
Houston, Stan   147, 164
Hubendick, Bengt   161
Humboldt, Alexander von   16

Jackson, John H.   145, 147
Jauréguiberry, Stéphane   150
Jordan, Peter   8, 58, 88, 123, 160, 162–164, 168
Jourdane, Joseph   153, 165

Kaestner, Alfred   159
Kamal, Sanaa   114
Kane, Charles A.   145
Kardoff, Rüdiger   117–119
Katsurada, Fujiro   60, 61, 92, 155
Kawanishi (Kasai), Kenji   60
Kean, Benjamin Harrison   49, 58–62, 91
Keang, H.   164
Keystone, Jay S.   150
Khalil, Mohammed Bey   32
Koch, Robert   52, 78
Kolle, Kurt
Kolta, Kamal Sabri   32, 65
Kotzebue, Otto von   23,
Kowalewska-Grochowska, Kinga   147, 164
Küchenmeister, Gottlob Heinrich   39, 49

Lautner, Georg   31, 41
Lea, Wendy A.   9
Lee, Christine   150
Leeuwenhoek, Antony van   21
Leibbrand-Wettley, Annemarie   49
Leiper, Robert Thomson   71, 87–89, 91–95, 125, 155
Lenbach, Franz von   20
Leuckart, Rudolf   56, 82
Li, Yue-Sheng   122
Lieberkühn, Johann Nathanael   44
Linné, Carl von   21
Looss, Arthur   66, 67, 69-72, 74, 87, 89–91, 93, 94, 155
Lortet, Louis   74, 111, 155
LoVerde, Philip T.   9, 154

Mackie   69
Madwar, Mohamed   114
Majima, Tokuho (Naganori)   59, 86
Manson, Patrick   84, 89, 91, 94, 95, 110, 133, 155
Mao Tse-Tung   97
Mao, S. C.   150
Meckel von Hemsbach, Heinrich   51, 55, 57
Mehlhorn, Heinz   103, 105, 106, 122, 154
Mehmet Ali (Mohammed Ali Pascha)   27, 29
Mehta, Amit   149
Meiji, Kaiser Japans   59, 60
Merck, Pharmazeutische Firma   97
Meyer, Christian G.   110
Meyer, Klaus   21
Miyagawa, Yoneji   62
Miyairi, Keinosuke   63
Moellendorf, Otto Franz von   130
Montresor, Antonio   124
Monzawa, Shuichi   119
Moquin-Tandon (Alfred Frédol), Alfred   56
Moreno-Carvalho, Otavio   148
Most, H.   145
Mostofi, Fatholah Keshvar   99
Mott, Kenneth E.   49, 58–62, 91
Müller, Irmgard   7, 10
Müller, Otto Frederik   21, 22

N'Dong, F. O.   116
Nakamura, Hachitaro   61
Napoléon Bonaparte   16, 52
Nascimento-Carvalho, Cristian M.   148, 150

Odermatt, P.   164
Ohmae, Hiroshi   117, 119, 120
Oken, Lorenz (Okenfuss)   22
Olpp, Gottlieb   52, 60

Panning, Marcus   116, 154
Pfister, Edwin   52
Piekarski, Gerhard   103
Pirajá da Silva, Manoel Augusto   91, 92, 156
Pitella, José E.   145
Pointier, J. P.   153
Prévost, Alphonse   30

Raguro, Vincent G.   170
Ramaswamy, Kalyana-Sundaram   103
Redi, Francesco   23
Reinbacher, Lothar   17, 34, 98
Reyer, Alexander   31, 51
Richter, Joachim   10, 15, 99, 102, 105, 107, 109, 112, 118, 121, 122, 124, 125
Rollinson, David   96, 99
Rubidge, Dr.   68
Ruffer, Armand   8
Russell, Adair J.   49, 58–62, 91

Salafsky, Bernhard   103
Sambon, Louis Westenra   89–92, 94, 154, 155
Savioli, Lorenzo   124
Schadewaldt, Hans   16, 57
Schleiden, Mathias Jakob   27
Schug, Dietmar   129
Schwann, Theodor   27
Scott, Robert Falcon   92

Senn, Ernst   16, 32, 33, 37, 53, 54
Siebold, Karl Theodor Ernst von   19, 20, 24–26, 33–35, 37–43, 45–48, 52, 80
Siemens, Werner von   32
Simpson, Andrew   96, 99
Skinner, Dr.   88
Socheat, Duong   115
Sonsino, Prospero   65–68, 70, 155
Southgate, V. R.   99, 165
Steenstrup, Johann Japetus Smith   23, 25, 26, 155
Sticker, Georg   49
Strickland, G. Thomas   114
Suzuki, Masatsugu   63
Swammerdam, Jan   22
Symmers, William St. Clair   84, 86, 110

Tanaka, Eiji   114
Thiele, Rudolf   18
Tschenté, Tchuem   165
Tubangui, Marcos   130

Vialleton, Louis Mareton   74, 111, 155
Virchow, Rudolph   55

Wagner, Günther   22, 26
Wagner, Rudolph   24
Waldmann, A. D.   108, 111, 119
Watt, George   147, 150
Weinland, David Friedrich   56
Wichmann, Dominic   116, 154

Yamagiwa, Katsusaburo   145

Zhu, Yin-Chang   115
Zumla, Alimuddin J.   99